应用型学前教育专业（新标准）
系列规划教材

学前儿童卫生保健

主　编　王家铖
副主编　叶　修　陈启丹　蒲云阳
编委会（排名不分先后，以姓氏笔画为序）
　　　　王家铖　左丹华　叶　修　杨子萍
　　　　吴　健　陈启丹　蒲云阳

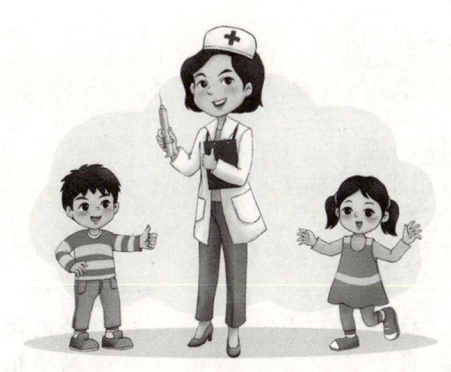

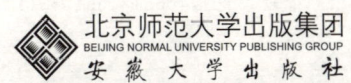

北京师范大学出版集团
BEIJING NORMAL UNIVERSITY PUBLISHING GROUP
安徽大学出版社

图书在版编目(CIP)数据

学前儿童卫生保健/王家铖主编. —合肥：安徽大学出版社，2021.12
ISBN 978-7-5664-2399-3

Ⅰ.①学… Ⅱ.①王… Ⅲ.①学前儿童－卫生保健－职业教育－教材
Ⅳ.①R175

中国版本图书馆 CIP 数据核字(2022)第 009261 号

学前儿童卫生保健
XUEQIAN ERTONG WEISHENG BAOJIAN

王家铖 主编

出版发行	北京师范大学出版集团 安徽大学出版社 （安徽省合肥市肥西路 3 号 邮编 230039） www.bnupg.com.cn www.ahupress.com.cn
印　刷	安徽昶颉包装印务有限责任公司
经　销	各地新华书店
开　本	184mm×260mm
印　张	10
字　数	218 千字
版　次	2021 年 12 月第 1 版
印　次	2021 年 12 月第 1 次印刷
定　价	39.00 元
ISBN 978-7-5664-2399-3	

策划编辑：方　青　邱　昱　　　　装帧设计：李　军　孟献辉
责任编辑：邱　昱　方　青　　　　美术编辑：李　军
责任校对：姚　宁　　　　　　　　责任印制：陈　如　孟献辉

版权所有　侵权必究

反盗版、侵权举报电话：0551－65106311
外埠邮购电话：0551－65107716
本书如有印装质量问题，请与印制管理部联系调换。
印制管理部电话：0551－65106311

前　言

《学前儿童卫生保健》课程是研究学前儿童生理解剖特点和生长发育规律，维护和增进学前儿童身体健康，促进学前儿童正常发育的一门学科。课程具有综合性、针对性和实用性等特点，课程内容围绕八个主题展开，即学前儿童发育特点及卫生保健、学前儿童的生长发育及健康评价、学前儿童心理健康与保健、幼儿园活动的卫生保健、学前儿童营养与膳食卫生、学前儿童身体疾病及预防、学前儿童的安全与急救、托幼园所卫生保健制度及环境卫生。

本课程不仅注重儿童的保健工作，更注重儿童的良好行为习惯的养成；不仅注重托幼机构环境对儿童健康的影响，也强调学前教育工作者在保教的过程中对儿童健康的维护和促进。

本课程以满足学习者的需求为出发点，在充分考虑学习者学习特点的基础上进行课程开发，让学习者在学习的过程中掌握促进幼儿健康的基本知识和技能，提高幼儿保健工作的科学性，形成关心、爱护幼儿健康发展的基本理念。通过学习，学生能够全面掌握学前儿童解剖生理特点以及身体发展的规律，系统了解学前儿童常见心理卫生问题及教育对策，掌握营养学基础知识，了解托幼机构的膳食管理，熟悉教育环境创设及教育过程中的卫生要求，了解学前儿童常见疾病的有关知识及基本急救措施，能够对学前儿童的身心发展进行科学的评价，为将来做一名合格的学前教育工作者打好基础。

目　　录

主题 1　学前儿童身体发育特点及卫生保健 ························· 1

　　探寻一　人体的奥秘 ··· 2
　　探寻二　学前儿童身体各系统特点及保健 ····························· 6

主题 2　学前儿童的生长发育及健康评价 ····························· 24

　　探寻一　学前儿童的生长发育 ··· 25
　　探寻二　学前儿童的健康检查及生长发育评价 ······························· 32

主题 3　学前儿童心理健康与保健 ··································· 41

　　探寻一　学前儿童心理健康概述 ······································· 42
　　探寻二　学前儿童常见的心理行为问题及干预 ······························· 45
　　探寻三　学前儿童心理健康教育 ······································· 52

主题 4　幼儿园活动的卫生保健 ····································· 56

　　探寻一　幼儿园的生活制度 ··· 57
　　探寻二　幼儿园生活活动的卫生保健 ··································· 61
　　探寻三　幼儿园教学活动的卫生保健 ··································· 68

主题 5　学前儿童营养与膳食卫生 ··································· 74

　　探寻一　学前儿童的营养需求 ······································· 75
　　探寻二　学前儿童膳食的选择及配制 ··································· 81
　　探寻三　学前儿童膳食管理的卫生要求 ································· 95

主题 6　学前儿童身体疾病及预防 ··································· 100

　　探寻一　学前儿童常见疾病及预防 ····································· 101
　　探寻二　学前儿童易患传染病及预防 ··································· 114

主题 7　学前儿童的安全与急救 …………………………………………… 122

　　探寻一　托幼机构的安全教育 ……………………………………………… 123
　　探寻二　学前儿童常见的意外伤害与急救 ………………………………… 131

主题 8　托幼园所卫生保健制度及环境卫生 …………………………… 141

　　探寻一　托幼园所的卫生保健制度 ………………………………………… 142
　　探寻二　托幼园所的环境卫生 ……………………………………………… 147

主题1　学前儿童身体发育特点及卫生保健

保护和促进学前儿童的健康，不仅是学前卫生工作的重要基础，还是实施学前教育的依据。通过本主题的学习，你应了解学前儿童身体各系统的生理特点，基本掌握学前儿童身体各系统形态结构特点及各种功能活动的规律，能够指导托幼机构开展适宜的教育活动。

通过本主题的学习，你能够

1. 了解人体各系统的基本形态结构和生理功能；
2. 掌握学前儿童各系统的形态结构的特点及生理功能；
3. 掌握基本的学前儿童各系统卫生保健要点。

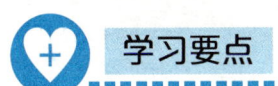

学前儿童身体发育特点及卫生保健
├─ 人体的奥秘
│   ├─ 人体的基本形态
│   ├─ 人体的基本结构
│   └─ 人体的基本生理活动和功能
└─ 学前儿童身体各系统特点及保健
    ├─ 动作执行者——运动系统
    ├─ 气体交换者——呼吸系统
    ├─ 营养汲取处——消化系统
    ├─ 内环境调节者——泌尿系统
    ├─ 性特征维持者——生殖系统
    ├─ 物质传送带——循环系统
    ├─ 动作协调者——神经系统
    ├─ 化学信使——内分泌系统
    └─ 身体城墙——感觉器官

探寻一　人体的奥秘

你了解自己的身体吗?

"我的头,我的肩,这是我的胸;我的腰,我的腿,这是我的膝盖。小小手,小小手,小手真可爱,上面还有我的十个手指头。我的头,我的肩,这是我的胸;我的腰,我的腿,这是我的膝盖。小小脚,小小脚,小脚真可爱,上面还有我的十个脚趾头。"这是儿歌《我的头我的肩》的歌词。你了解幼儿的身体特征吗?让我们一起探索吧。

一、人体的基本形态

从外表看,人体可以分为头部、颈部、躯干部和四肢四个部分(图1-1)。人体的表面是皮肤,皮肤下面有肌肉和骨骼。

头部——头部分为脑颅与面颅,脑颅比面颅发达,颅腔内容纳脑;面颅有眼、耳、鼻、口等器官。

颈部——颈部是头与躯干的连接部分,较短且运动灵活。

躯干部——躯干前后径小于左右径,适于直立。躯干前面可分为胸、腹两部分;后面可分为背、腰、骶三部分。躯干内部的体腔以膈肌为界分为胸腔与腹腔,分别容纳胸、腹腔脏器。胸腔中有心脏、食管、气管和肺等器官。腹腔中有肝脏、脾脏、胃、小肠、大肠等器官。腹腔下方骨盆内的部分叫作盆腔,盆腔内有直肠、膀胱,还有生殖器官。

四肢——四肢分为上肢和下肢。上肢由肩、上臂、肘、前臂、手等部分组成,具有灵活的关节。下肢包括髋、大腿、膝、小腿、足等部分,宜于直立和行走。

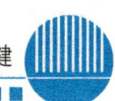

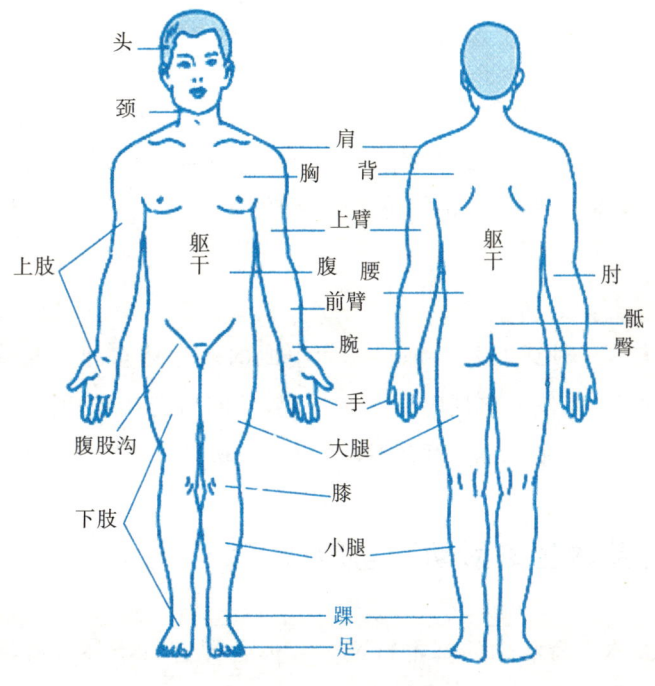

图 1-1 人体的基本形态

二、人体的基本结构

人体是复杂的统一的有机体,由细胞、组织、器官和系统构成。

(一)细胞

细胞是人体结构和生命活动的基本单位,是生长、发育的基础。细胞形态多样,大小不一,由细胞膜、细胞质、细胞核三部分构成。

细胞的功能极其复杂,大部分细胞的基本功能是进行新陈代谢。此外,每一类细胞还有自己的特殊功能,如红细胞能够携带氧和二氧化碳,白细胞具有吞噬作用,肌细胞有收缩作用,神经细胞受刺激以后能够产生兴奋,并具有传导兴奋的作用等。

(二)组织

人体组织是由许多形态相似、功能相同的细胞和细胞间质组成的。人体的组织分为上皮组织、结缔组织、神经组织和肌肉组织四种。其中,上皮组织主要覆盖于人体内外表面,具有保护、分泌和吸收等功能;结缔组织存在于人体各处,起连接、保护和营养等作用;肌肉组织构成肌肉,与骨骼等配合完成人体活动;神经组织则扮演着信息传递者的角色。

(三)器官

器官是由多种组织构成的,它是具有一定形态并能完成特定的生理功能的结构,如心、肺、肝、脾、胃等。各种器官之间相互联系,构成人体活动的整体性,使各项生理功能更加和谐,对维持人体生命活动、保持健康有重要的意义。

(四)系统

系统是能够完成一种或几种生理功能而组成的多个器官的总和,许多在结构和功能上有密切联系的器官,按一定顺序结合在一起,共同执行某种特定功能。人体系统可分为运动、呼吸、消化、泌尿、生殖、循环、神经和内分泌八个系统。

三、人体的基本生命活动和功能调节

新陈代谢是人体生命活动的基本特征。人体各器官系统都具有特定的功能,这些功能在神经和体液的调节下相互协调,成为统一的整体,以适应内外环境的变化。

(一)人体生命活动最基本的特征

人体具有新陈代谢、生长发育、生殖等基本生理特征。其中,新陈代谢是其他基本生理特征的基础。新陈代谢是指人体与外界环境进行物质和能量交换的复杂过程,包括同化作用和异化作用。同化作用又叫合成代谢,是机体把从外界摄取的营养物质转变成自身组成物质,并且储存能量的过程。异化作用又叫分解代谢,是指机体把组成自身的一部分物质氧化分解、释放能量并把代谢的最终产物排出体外的过程。

从整个新陈代谢过程来看,同化作用为异化作用提供物质基础,异化作用为同化作用提供所需的能量,两者同时进行,密切相关,形成人体新旧交替的过程,新陈代谢的停止意味着生命的终止。因此,新陈代谢是维持生命的基本条件,它为个体的生存、生长发育、生殖和维持体内环境恒定提供物质和能量。

(二)人体生理功能调节的基本形式

人体有完整的调节机制,人体生理功能的调节主要包括神经调节、体液调节和自身调节三种方式。

1. 神经调节

神经调节是指神经系统调节人体的各个器官、系统的活动,并使各个器官、系统之间相互配合、协调一致,从而使机体成为一个统一的整体来进行各项生命活动。神经调节是人体最主要的调节方式,以反射的方式进行,反射活动的结构基础是反射弧。

2. 体液调节

机体的某些细胞能产生某些特异性化学物质,如内分泌腺细胞分泌的激素可通过血液循环输送到全身各处,调节机体的新陈代谢、生长发育、生殖等功能活动,这种调节被称为体液调节。

3. 自身调节

自身调节是指组织细胞不依靠神经调节和体液调节,而由自身对环境刺激产生适应性反应的过程。例如,心脏和肾脏的血流供应、甲状腺素的合成与分泌、骨骼肌或心肌的初长(收缩前的长度)能对收缩力量起调节作用等。

以上三种调节,各有其重要性和特点:神经调节的特点是效应出现迅速且精确,作用部位较局限,持续时间较短;体液调节的特点是效应出现缓慢,作用部位较广泛,持续时间较长;自身调节是作用精确的局部调节,对维持机体细胞稳态具有重要意义。

学前儿童的身体正处于生长发育阶段,与成人相比,无论是形态结构还是生理功能都有其特殊性。那么,学前教育工作者应如何根据学前儿童生长发育的特点来开展科学的保育工作呢?

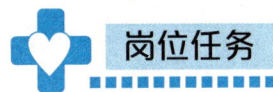

结合见习、跟岗实习经历,观察幼儿园小、中、大班幼儿在动作、进食、睡眠、户外活动等方面的特点,说说其理论依据是什么。

探寻二　学前儿童身体各系统特点及保健

学前儿童的身体和成人的一样吗？
你认为怎样才能保护学前儿童的身体健康？

一、运动系统

小班的琪琪刚满4岁，性格特别活泼，但自理能力欠佳。午睡后，张老师在给琪琪穿衣服时，一不留神，用力拉了一下琪琪的右臂，没想到琪琪突然大哭了起来。紧接着，琪琪的右臂就不能抬举和弯曲了，也不让张老师碰。张老师立即意识到事情的严重性，联系了幼儿园领导，一起将琪琪送去医院检查。经医生诊断，琪琪的手臂出现了桡骨半脱位现象。

为什么只是拉了一下，琪琪的桡骨就会脱位呢？让我们一起来学习学前儿童的运动系统吧。

（一）运动系统的组成和功能

生命在于运动，人肢体的各种活动是通过运动系统来完成的。运动系统由骨、骨连结和骨骼肌组成。骨与骨之间靠骨连结构成骨骼，形成身体的轮廓。骨骼肌附着于骨骼上，在神经系统调节下收缩和舒张，以关节为支点牵动骨，产生各种运动。运动系统具有执行动作、支持体重、保护内脏、维持人体形态等功能。

（二）学前儿童运动系统的特点

1. 骨

人体的骨骼由206块骨连结而成，约占体重的20%。每一块骨都有一定的形态结构，并有血管、神经分布，故每块骨骼都是一个器官。学前儿童的骨还没有生长发育完全,具有以下特点。

(1)骨柔软、易弯曲、易变形。

骨主要由有机物和无机物组成。有机物赋予骨弹性、韧性,无机物赋予骨硬度、脆度。相比成人骨,学前儿童骨中有机物的含量相对较多,韧性较大,不易骨折,但易弯曲、变形。随着幼儿年龄的增长,骨内的无机物逐渐增加,骨的硬度也随之增强。

学前儿童一旦发生骨折,骨通常犹如植物的青嫩枝条,折而不断,这种被称为青枝骨折。青枝骨折若愈合不当,则易出现骨畸形。

幼儿时期缺乏钙质或维生素 D 会引起骨变形、佝偻病等,如胸廓会因缺钙而形成鸡胸,影响心、肺的功能和发育;如果学会走路的幼儿缺钙,柔软的腿骨受到体重作用后就会发生变形,从而形成"O"形腿或"X"形腿。

(2)软骨未骨化完全。

出生后,人体内部分软骨将骨化为硬质骨。软骨骨化的发生部位主要位于腕部、脊柱、骨盆等。整个骨化过程在 20～25 岁完成。

腕骨:幼儿腕骨的发育是逐渐进行的。新生儿时期的腕骨都是软骨,随着年龄的增长,腕骨逐渐钙化。因此,幼儿手腕的负重能力差,不要让幼儿提拎较重的物品。此外,幼儿运用手的精细动作,如写字、画画,时间也不宜过长。

脊柱:人体脊柱有 4 个生理弯曲,到 1 岁左右全部出现。学前儿童脊柱软骨部分较多,弯曲不固定,在 18～25 岁完全固定。幼儿时期的不良姿势易导致脊柱畸形,要注意积极预防。

骨盆:骨盆由髋骨、骶骨、尾骨组成。其中,髋骨是由 3 块骨愈合而成的,一般在 20～25 岁完全骨化成完整的一块。如果学前儿童从高处向地面上跳,未完全骨化的髋骨遭受冲击,易发生错位。人体骨盆受到损伤后会影响膀胱和生殖系统的正常功能和生长发育。

(3)骨的生长速度快、易修复、易再生。

骨由骨膜、骨质和骨髓构成。

学前儿童的骨含有较厚的骨膜及丰富的血管,骨膜内的成骨细胞会影响骨的生长及再生。学前儿童新陈代谢旺盛,骨愈合能力较强。一般成人骨折后愈合需要 2～3 个月,学前儿童则只要 1～2 个月就能痊愈。

2. 骨连结

(1)关节窝浅,韧带松,易脱臼。

骨连结分为直接连结和间接连结。直接连结包括韧带连结、软骨连结、骨性结合三种形式。间接连结即我们常说的关节。

韧带是连接骨与骨的纤维组织,能加强关节的稳定性,以免关节间发生移位和损

伤。若过度弯曲韧带,则可以导致韧带的扭伤。

学前儿童的关节灵活性较大,在外力作用下关节较易脱臼。如果幼儿手臂被猛力牵拉,就可能造成"牵拉肘"。肘部受伤后,手臂不能活动,经医生复位后,更要注意保护,以免再次受伤。

(2)足弓发育未全,易塌陷。

足弓的形成一般在4~6岁。学前儿童足弓周围的韧带较松、肌肉柔嫩,若幼儿肥胖,或长时间负重、站立、行走,就可能导致足弓塌陷,形成扁平足。另外,给幼儿穿的鞋要合脚,这样不仅穿着舒服,还有利于足弓的发育。

3. 骨骼肌

(1)学前儿童骨骼肌含水较多,供能物质较少,易疲劳。

肌肉收缩时需要消耗能量而肌肉中会储存大量能迅速供给能量的物质——糖原。肌糖原的存储量大小与锻炼的多少有关。学前儿童肌肉中水分含量较多,肌糖原储存较少,肌肉收缩能力较差,活动一段时间就容易疲劳。通过活动后的休息、睡眠,学前儿童可以迅速消除疲劳。

(2)学前儿童骨骼肌发育与神经中枢发育有关。

神经中枢关系着学前儿童的各器官发育。其中,控制大肌肉群的神经中枢发育早,控制着大腿、手臂肌肉等活动。学前儿童在1岁左右学会走路,在3岁左右四肢活动已较协调,奔跑、跳跃基本不费力。而小肌肉群如手指、腕部肌肉的发育相对较晚,在3~4岁时,学前儿童握笔仍有一定困难,到5岁后,小肌肉群开始发育完善,因此,中大班的学前儿童能较好地完成框内涂色的任务了。

(三)学前儿童运动系统卫生保健

培养学前儿童养成正确的坐立、行走姿势,防止骨骼变形。

科学地组织体育锻炼和户外活动,促进骨骼和肌肉的发育。

注意安全,预防骨折、脱臼、肌肉损伤等伤害性事故的发生。

保证学前儿童充足的营养和睡眠,促进身体对维生素D及蛋白质、钙、磷的吸收。

给学前儿童穿衣服要合身、舒适、安全。

不体罚学前儿童,如罚站、罚抄写等。

1. 请您调查一下幼儿园有没有幼儿骨折或扭伤的情况。试分析一下原因和预防的措施。

2. 为学前儿童创编早操律动。

二、呼吸系统

形形刚上幼儿园时很兴奋,每天来到教室后都很长时间大声地回答老师的问题。尤其是在唱歌时,更是扯着嗓子,生怕自己比别人声音小了。假如你是形形的带班老师,你是如何看待这一现象的?

(一)呼吸系统的组成和功能

人体不断吸进氧气、呼出二氧化碳的过程,称为呼吸。呼吸是通过呼吸系统完成的。呼吸系统由鼻、咽、喉、气管、支气管和肺组成。鼻、咽、喉统称为上呼吸道,气管、支气管则称为下呼吸道。

呼吸道是气体进出的通道,肺则是人体与外界进行气体交换的场所。

(二)学前儿童呼吸系统的特点

1. 鼻

鼻是呼吸道的起始部分,是保护肺的第一道防线,也是嗅觉器官。鼻腔内有鼻毛和黏膜,黏膜能分泌黏液,鼻毛和黏液能阻挡、吸附灰尘和细菌,对吸入的空气有湿润和加温的作用。学前儿童鼻腔窄小,鼻毛细软,不能阻挡灰尘和细菌,因此,学前儿童易患上呼吸道感染。

2. 咽

咽是呼吸道与消化道的共同通道,与鼻腔、口腔、喉腔相通。学前儿童咽部相对狭小且垂直,咽鼓管较短且呈水平位,因此,学前儿童易患中耳炎。

3. 喉

喉是呼吸道最狭窄的部位,空气经咽、喉进入气管。学前儿童喉腔狭窄,软骨柔软,黏膜柔嫩,血管和淋巴组织丰富,有炎症时易发生梗阻,导致呼吸困难。喉也是发音器官。学前儿童声带短而薄,不够坚韧,因此,学前儿童声调比成人高。学前儿童的声门肌肉容易疲劳,故发音时间不宜过长,并且要注意发音方法。

4. 气管、支气管

气管上端接喉,下端在胸腔内分成左、右两侧支气管,分别进入两肺,支气管在肺内形成树枝样的分支。右侧支气管短而粗,比较直;左侧支气管细而长,因此,有异物误入气管时,最易坠入右侧支气管内。气管、支气管的黏膜也能分泌黏液,具有进一步清洁空气的作用。人们咳出的"痰"就是黏液及其所粘连的灰尘和细菌。

学前儿童的气管和支气管管腔较窄,弹性小,管壁柔嫩,黏膜内有许多血管,黏液分泌较少,黏膜纤毛摆动能力较弱,因此,学前儿童不能很好地将粘有灰尘和异物的黏液排出,易发生呼吸道感染,从而导致呼吸困难。

5. 肺

肺位于胸腔内,是呼吸系统的主要器官,是人体进行气体交换的场所,左右各一个。肺由肺内支气管、支气管树、肺泡和毛细血管网组成。肺的结构和功能单位是肺小叶,每个肺含50~80个肺小叶。肺进行呼吸时气体交换的主要场所是肺泡,肺泡是半球形的囊泡,成年人有3亿~4亿个,而刚出生的婴儿肺泡数量约为200万个。

学前儿童呼吸肌力量小,胸腔体积小,肺容量小,但氧需求量较大,因此,学前儿童每分钟呼吸次数多于成人。年龄越小,每分钟呼吸次数越多。一般3~7岁的幼儿安静时每分钟呼吸20~25次。

(三)学前儿童呼吸系统的卫生保健

1. 多呼吸新鲜空气,注意通风换气

温度适宜时,全日开窗通风;温度较低或较高时,定时开窗通风。

2. 加强户外活动和体育运动

增强呼吸肌力量,增加肺活量,锻炼心肺功能,提高机体免疫力。

3. 纠正学前儿童不良的行为习惯

(1)不抠挖鼻孔,防止鼻出血及感染。

(2)不用嘴呼吸,利用鼻过滤空气中的灰尘及微生物,以防感染。

(3)不蒙头睡觉,保持呼吸通畅。

(4)进餐时要小心,不高声谈笑,防止食物误入气管。

(5)不玩危险物品及游戏,如用嘴接抛食,以防窒息。

此外,学前教育工作者还应该教会学前儿童正确的擤鼻涕方法,以防中耳炎;培养正确的坐姿,使胸廓正常发育;教育学前儿童咳嗽、打喷嚏时避开他人;帮助学前儿童及时治疗呼吸道疾病等。

4. 保护声带

学前儿童应尽量避免大声唱歌或喊叫及长时间用嗓,要适当休息,防止声带疲劳。

1. 幼儿鼻子中进入花生米该如何处理呢?

2. 幼儿可以长时间戴口罩吗?

三、消化系统

佳佳在幼儿园实习了一段时间,发现幼儿一天共要进餐五次。幼儿上午来园后有早点,中午有午餐,午睡起床后还有午点,加上在家吃的早餐和晚餐,幼儿一共进餐五次。为什么要给幼儿安排两次点心呢?这样对幼儿来说不会热量过多吗?

让我们一起来揭晓答案吧。

(一)消化系统的组成和功能

消化系统由消化管和消化腺两部分组成。消化管是一条从口腔至肛门的迂曲的长管。根据位置、形态和功能的不同,消化管分为口腔、咽、食管、胃、小肠和大肠。消化腺主要有唾液腺、胃腺、肠腺、胰腺和肝脏。

消化系统的主要功能是消化食物,吸收营养,并处理食物残渣,另有调节内分泌和增强免疫等功能。

(二)学前儿童的消化系统

1. 口腔

口腔是消化道的始端。口腔内的器官有牙齿、舌头和唾液腺。口腔壁上附着一层黏膜。学前儿童的口腔比成人的小,口腔黏膜比较嫩,很容易感染和损伤。

牙齿是人体最坚硬的器官,分为切牙、尖牙、磨牙。牙齿从外形上可分为牙冠、牙根和牙颈;从结构上可分为牙釉质、牙骨质和牙髓腔,牙髓腔中含有丰富的血管和神经。

人一生有两副牙齿,即乳牙和恒牙。乳牙通常在出生后6~10个月开始萌出,2~3岁出齐,共20颗。6岁后乳牙开始脱落并长出恒牙,恒牙共32颗,其中20颗与乳牙更替,还有12颗磨牙从乳牙后方长出来。第一颗恒磨牙在6岁左右萌出,又叫六龄齿;12~14岁,第二颗恒磨牙萌出;17岁后,第三颗恒磨牙(智齿)萌出。有部分人智齿终生不萌出或萌出不全。

学前儿童乳牙已全部萌出,但其牙釉质较薄,牙骨质密度低,牙髓腔较大,容易被酸腐蚀而患龋齿。六龄齿是恒牙龋病的高发牙,应重点保护。

学前儿童的舌较成人宽而短,灵活性较差,影响咀嚼和发音。

2. 食管

食管为肌性管道,有三个狭窄部。第一狭窄部可阻止在吸气时空气从咽进入食管,第二狭窄部是异物嵌顿滞留及食管癌的好发部位,第三狭窄部可防止胃内容物逆流入食管。学前儿童的食管比成人短而窄,黏膜柔软,管壁较薄且弹力组织发育较差,易受损伤。

3. 胃

胃呈囊状,是消化道最膨大的部分,主要功能是暂时贮存食物和完成食物的初步消化。胃壁肌肉层发达,收缩时引起胃蠕动而使食物与胃液充分混合;胃壁黏膜腺体可分泌胃液,胃液呈酸性,其中的胃蛋白酶能对蛋白质进行初步分解。

食物在胃内充分混合形成食糜,并借助胃的运动逐次被推入十二指肠。胃的排空时间与食物的物理性状和化学成分有关,稀的流体食物比稠的或固体的食物排空快;糖类食物排空约需 2 小时,蛋白质需 2～3 小时,脂肪则需 5～6 小时,混合性食物一般需 4～5 小时,而水只需 10 分钟左右。

学前儿童的胃容积较小,胃壁的肌肉比较薄且伸展性较差,因此,胃蠕动的能力不强,加上胃分泌的消化酶和胃酸较少,学前儿童的消化能力较弱,应注意少食多餐。

4. 肠

从胃的幽门到肛门的这段消化管被称为肠。小肠的作用是消化食物和吸收营养物质。大肠的作用是吸收食物残渣中的水和无机盐,形成粪便,粪便通过直肠经肛门排出体外。

学前儿童的消化能力较差,肠壁肌层及弹性纤维未发育成熟,肠的蠕动能力较弱,容易发生便秘。学前儿童的肠黏膜柔软,黏膜下层组织松弛,因此,肠黏膜的固定能力较差。如果在厕所里蹲的时间过长,容易出现脱肛的现象。儿童的肠壁较薄,受到外界的刺激,如腹部受凉等,会导致肠蠕动失常,从而出现肠套叠的现象。

5. 肝脏

肝脏是人体最大的消化腺,位于胆囊的前端,右边肾脏的前方和胃的上方。正常肝呈红褐色,质地柔软。成人的肝脏重量约相当于体重的 2%,学前儿童的肝脏比成人所占体重比要大些,5 岁左右的学前儿童的肝脏重量约占体重的 3.3%。肝脏的功能有代谢、排毒、防御、分泌胆汁和参与消化活动等。

学前儿童的肝细胞未完全发育成熟,肝功能也不完善,胆囊较小,因此,分泌的胆汁也较少,对脂肪的消化能力也就相对较差,糖原储备得较少,容易发生低血糖。另外,学前儿童肝脏的排毒能力较差,尽量少吃损害肝功能的药物。

6. 胰腺

胰腺是人体第二大消化腺,位于胃的后方,具有外分泌和内分泌的双重功能,对机体的新陈代谢起到重要的作用。外分泌功能为分泌胰液,消化食物;内分泌功能为分泌胰岛素,调节体内血糖浓度,保持血糖相对稳定。

学前儿童的胰腺对淀粉类和脂肪类食物的消化能力较弱,主要依靠小肠液进行消化。

(三)学前儿童消化系统的卫生保健

1. 保持口腔卫生,爱护牙齿

养成早晚刷牙的好习惯,学会正确的刷牙方法。

2. 合理安排膳食

学前儿童应食用营养丰富、易消化的食品,可少食多餐,一般一日三次正餐、两次点心。

3. 养成良好的饮食卫生习惯

(1)注意饮食卫生,饭前便后要洗手,以防胃肠道感染。

(2)进餐时要细嚼慢咽,以帮助消化,预防肥胖。

(3)进餐时不能边说边笑,以防呛食。

(4)餐后不做剧烈运动,以防消化不良。

(5)排便时不久坐,以防脱肛。

1.请调查一下你周围的幼儿有没有低血糖的情况。试分析一下原因和预防的措施。

2.如何预防龋齿?

四、泌尿系统

最近,浩浩在幼儿园经常去厕所,一天要去十多次厕所。老师觉得有些异常,向家长反映了这个情况。于是,家长带浩浩去了医院,经过检查发现浩浩是患了尿路感染。

尿路感染是怎样产生的呢?有哪些预防措施呢?

(一)泌尿系统的组成和功能

泌尿系统由肾脏、输尿管、膀胱和尿道组成。

泌尿系统的主要功能是排出体内代谢废物,调节机体水盐平衡,维持人体内环境稳定。整个过程为:肾脏以过滤血液和重吸收的方式生成尿液,随后输尿管将尿液从肾脏输送至膀胱,膀胱储存尿液,最后尿道排出尿液。

(二)学前儿童泌尿系统的特点

1. 肾

肾就是平常说的"腰子",位于腹后脊柱的两侧,左右各一个。肾脏的功能是排泄体内代谢产物和进入体内的有害物质,通过生成尿液,维持体内水的平衡和维持体内电解质和酸碱平衡。学前儿童肾脏的过滤功能不完善,排泄废物的能力不足,因此,容易发生水肿、尿中毒等。

2. 输尿管

输尿管上连肾盂,下接膀胱,是一对扁圆柱状的细长的肌肉黏膜管道。输尿管的作用就是将肾脏产生的尿液输送到膀胱。

学前儿童的输尿管管壁肌肉和弹性纤维发育不完全,管道弯曲度较大,容易出现尿流不顺畅,从而引发尿路感染。

3. 膀胱

膀胱是由平滑肌组成的一个锥体囊状结构,是一个储存尿液的器官。它位于骨盆内,其后端的开口与尿道相通,膀胱与尿道的交界处有括约肌,通过括约肌的开放和关闭来控制尿液的排出。

学前儿童新陈代谢快,生成水分和废物多,因此,尿液总量相对较多,每天为600～800毫升。但学前儿童膀胱容量较小,储尿能力差,因此,一天排尿次数较多。3～6岁幼儿每天排尿6～7次。排尿是一种天生的反射活动,直接受脊髓控制。随着年龄的增长,大脑皮质能够逐渐控制排尿活动。正是因为婴幼儿大脑皮质发育还不完善,所以婴幼儿常会出现"尿裤子""尿床"等现象。一般2～3岁时有意识控制排尿的能力基本完善。到5岁左右,"尿床"的现象通常会自然消失。

4. 尿道

尿道是从膀胱通向体外的管道。新生女婴尿道长1～3厘米,女孩的尿道开口离肛门比较近,如果不注意清洁则很容易引起尿道感染。新生男婴的尿道长5～6厘米。学前儿童尿道比较短,尿道黏膜比较柔嫩,黏膜易脱落和受损伤。

(三)学前儿童泌尿系统的卫生保健

1. 培养学前儿童养成及时排尿的习惯

(1)多喝水、多排尿,预防尿路感染。

(2)定时排尿,锻炼学前儿童膀胱的储尿功能。

(3)排尿时不久坐,避免尿道口括约肌松弛。

(4)观察学前儿童的排尿情况,要注意尿液的颜色、气味,及时发现泌尿系统疾病。

2. 保持会阴部卫生,预防泌尿道路感染

(1)每晚睡前应给幼儿清洗会阴部,要用专用的毛巾和脸盆,毛巾用后要消毒。不要让幼儿穿开裆裤,教育幼儿不要坐地上。厕所、便盆要每天洗刷,定期消毒。

(2)教会幼儿擦屁股的正确方法,即由前往后擦,以保持会阴部的清洁。

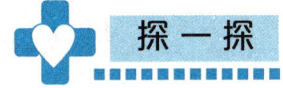

1. 针对个别学前儿童尿床情况，运用自己所学的知识，作出分析，并给出合理建议。
2. 阅读绘本《汤姆尿床了》。

五、生殖系统

佳佳发现最近豆豆老是蹲在小马桶前面看女生小便，佳佳走过去问他："豆豆你在看什么？"豆豆眨着大眼睛说："老师，为什么女生是在屁股里面小便的？她们的小鸡鸡呢？"佳佳一下子被问住了，一时不知道怎么回答。

幼儿在某个时期会表现出对性的好奇心，作为教师，你应如何进行科学地引导呢？

（一）生殖系统的组成和功能

生殖系统按性别分有男性、女性；按结构分有内生殖器、外生殖器。

男性外生殖器有阴囊和阴茎；内生殖器有睾丸、输精管、附睾、射精管、前列腺和精囊等。女性的外生殖器包括阴蒂、大阴唇、小阴唇、前庭、前庭大腺和阴阜等；内生殖器有阴道、子宫、输卵管和卵巢。生殖系统有分泌性激素、产生生殖细胞和繁殖后代的功能。

（二）学前儿童生殖系统的特点

学前儿童的生殖系统发育缓慢，进入青春期后发育迅速。

（三）学前儿童生殖系统的卫生保健

1. 普及性知识

学前儿童期是性心理发育的关键时期。教师应注意对学前儿童进行科学的、随机的性教育，使学前儿童形成正确的性别认同，并提高自我保护意识，防范性侵害。

2. 穿衣要适当

儿童尽量穿纯棉内衣。男孩的内衣和外裤尽量宽松，过紧不利于睾丸的发育。

3. 保持外生殖器官的卫生

让学前儿童养成每天清洗外阴部的习惯。若学前儿童出现玩弄生殖器的现象或出现习惯性擦腿动作，成人不要责骂学前儿童，要以有趣的事情吸引其注意力。应查明学前儿童出现这类行为的原因。

 探一探

1. 请你编一个讲给学前儿童的故事,以回答"我是怎样来的"。
2. 请阅读绘本《小威向前冲》。

六、循环系统

小一班的幼儿在唐老师的带领下玩游戏。他们围着操场相互追逐,尽情嬉闹,非常开心。突然,一直在跑的西西表现出很不舒服的样子。唐老师第一时间跑到西西身边,发现他呼吸急促,满头大汗,脸色苍白,还出现呕吐的症状。唐老师赶忙打120急救电话将西西送往医院。

西西为何会出现这种情况呢?

(一)循环系统的组成和功能

循环系统分为血液循环系统和淋巴循环系统。

血液循环系统由血液、心脏、血管组成。在心脏的泵动作用下,血液在血管内川流不息,将氧气和营养物质运输到全身各组织细胞,将体内的二氧化碳和代谢废物运输到排泄器官而排出体外。

淋巴循环系统由淋巴结、淋巴管、淋巴液、淋巴腺组成。淋巴腺有扁桃体、胸腺和脾脏。淋巴循环系统在机体免疫中具有重要作用。

(二)学前儿童循环系统的特点

1. 血液循环系统

(1)心脏。

心脏是血液循环的动力器官,位于胸腔内两肺间偏左,形状像个桃子。由于心脏的收缩、舒张,血液在全身流动。心脏内部有四个腔,即左心房、左心室、右心房、右心室。房室之间有瓣膜,只向一个方向开放,从而确保血液沿着一个方向流动,以防止血液倒流。

学前儿童心脏尚处于发育中,心室壁薄,心脏收缩力差,每搏输出量少,因此不宜做时间较长或剧烈的活动。学前儿童因为新陈代谢旺盛和交感神经兴奋性较高,故心率较快。在安静时测量学前儿童的心率为每分钟85~105次。

(2)血液。

血液是流动在心脏和血管内的不透明红色液体,主要由血浆和血细胞组成。血细胞分为红细胞、白细胞和血小板。血浆内含血浆蛋白等各种营养成分以及无机盐、氧、激素、酶、抗体和细胞代谢产物等。

红细胞的主要功能是运输氧气和二氧化碳,这种功能是通过其主要成分血红蛋白来完成的。白细胞能吞噬病菌,当白细胞数量少于正常值时,机体抵抗力降低,容易感染疾病。如果白细胞数目明显增多,则反映机体已有病菌感染。血小板的主要功能是促进止血和加速血液凝固。

学前儿童的血液量和成分均有别于成人。年龄越小,血液量相对越多,但血液中水分也相对较多。学前儿童血液中的凝血物质较少,在出血时血液凝固速度较慢;中性粒细胞比例较小,机体抗病能力相对较差。

(3) 血管。

血管有三种,即动脉、静脉和毛细血管。动脉是血液从心脏流向全身所经过的管道,分布在身体较深的部位。静脉是把血液从身体各部送回心脏的血管。毛细血管则是连接动脉和静脉的血管。

学前儿童血管的内径相对比成人宽,心肌供血充分,毛细血管丰富,血流量大,供氧充足;血管长度比成人短,血液在体内循环一周所需要的时间少,这对生长发育和消除疲劳都有良好的作用。但学前儿童血管壁薄,弹性小,血压较成人低。

2. 淋巴循环系统

学前儿童淋巴系统发育较快,但是淋巴系统还没有发育成熟,屏障作用较差,一旦被感染易扩散,导致其他感染。到12~13岁,淋巴结才能发育成熟。学前儿童常出现淋巴结肿大,患扁桃体炎、中耳炎等。

(三) 学前儿童循环系统的卫生保健

应合理安排幼儿的一日活动;适当组织体育锻炼,增强体质;提供合理的饮食;衣物要宽松舒适。预防循环系统的相关疾病;预防贫血,及时治疗慢性失血疾病;患病时,注意休息,以免过于疲劳,易诱发心肌炎等疾病。预防心脑血管疾病,避免摄入过多高热量、高脂肪食物。预防白血病,避免幼儿接触有害物质,做好预防接种,保持幼儿身心健康。

关注一下周围的学前儿童不同季节选穿什么服装,你能给他们的父母提一点合理的建议吗?

七、神经系统

月亮湾幼儿园是一所刚开的民办幼儿园,在设计课程时,园长遇到了一些困难。有人建议,应该迎合家长的需求,多开设一些国学、数学等课程,少组织学前儿童的游戏活动。你认为这个建议对吗?假如你是月亮湾幼儿园的一名老师,你该如何给园长提供建议呢?

(一)神经系统的组成和功能

神经系统由中枢神经和周围神经组成,其基本活动方式是反射。

中枢神经是人体的指挥中心。周围神经遍布全身,把中枢神经和全身各器官联系起来。机体在神经系统的统一调控下完成各项活动。

1. 中枢神经

中枢神经包括脑和脊髓,分别位于颅腔和脊柱的椎管内。脑由大脑、小脑、间脑和脑干组成。脊髓是中枢神经系统的较低级部分,具有传导和反射功能。

大脑是中枢神经最高级部分,分左右半球。大脑皮质功能复杂,分为许多功能区,又称大脑皮质功能定位,每个皮质功能区承担不同的管理任务。

小脑的主要功能是维持身体平衡,协调肌肉活动。

间脑分丘脑和下丘脑。丘脑是皮质下感觉中枢;下丘脑是自主神经的较高级中枢,也控制脑垂体的内分泌活动。

脑干分延髓、脑桥和中脑。延髓分布有呼吸、心跳、血管等生命活动中枢;脑桥分布有吞咽和呕吐中枢;中脑参与维持觉醒和睡眠,保持肌肉的紧张度,维持身体平衡和姿势等。

2. 周围神经

周围神经包括12对脑神经、31对脊神经和自主神经。

脑神经支配头部各器官的运动,并接受外界信息,产生感觉和表情。

脊神经支配躯干和四肢的运动,并感受刺激。

自主神经分为交感神经和副交感神经,分布于内脏,体内各脏器均受这两种神经的双重支配,其作用相反。

(二)学前儿童神经系统的特点

1. 中枢神经系统发育不均衡

人在出生时脑干和脊髓已经基本发育成熟,这样保证了人体具有基本的生理功能,以维持生命活动。其他部分发育较晚。如小脑在1岁左右开始发育,3~6岁逐渐发育成熟,四肢活动也逐渐协调。大脑随大脑神经之间的联系增加而发育迅速,并在8岁左右接近成人脑发育水平。

2. 脑需氧量大,受氧气和血糖影响大

脑的新陈代谢需要氧气参与。学前儿童脑的耗氧量约占全身耗氧量的一半,而成人仅占1/5。学前儿童容易因脑缺氧而造成身体不适,长期缺氧会影响脑部发育,导致智力发育障碍。

葡萄糖是脑部神经活动的唯一供能物质,来源于碳水化合物的分解。学前儿童较成人易发生低血糖,引起低血糖相关症状,如头晕、注意力不集中等,严重者可能出现休克。因此,学前儿童的饮食中要注意碳水化合物的摄入。

3. 大脑皮质易兴奋,易疲劳

学前儿童的大脑皮质发育不完善,兴奋过程大于抑制过程。在活动中一旦出现新颖的事物,注意力容易转移。年龄越小,这一特点就越显著。如学前儿童在玩玩具时看到动画片,就丢下玩具看动画片;听课时,主动注意力维持时间较短,易被外来刺激分散注意力。同时,学前儿童的兴奋持续时间不长,脑部神经活动易疲劳,但疲劳后恢复也快。

(三)学前儿童神经系统的卫生保健

从胎儿期起就应保证充足的营养,为大脑发育奠定良好的基础。

保证婴幼儿有充足的睡眠,合理安排作息时间,动静交替,防止兴奋后产生过度疲劳。

在教育活动过程中,注意为儿童选择生动有趣的教育内容和方法,同一类型的活动时间不宜太长。

培养婴幼儿对事物探究的兴趣,发展敏锐的观察力和积极的思维能力。

有意识地进行左侧肢体的锻炼,促进右脑机能的发展。

早期智力开发已经成为家长的热门话题,你能从神经系统特点的角度,分析一下怎样才能科学合理地开发智力吗?

八、内分泌系统

涛涛是一名5岁的男孩,但他身高不到1米。涛涛的智力发育正常,各方面表现也都挺好的。请你分析:什么原因可能让涛涛个子不高?你该如何建议他的家长呢?

(一)内分泌系统的组成和功能

内分泌系统由内分泌腺、内分泌组织和内分泌细胞构成,内分泌系统与神经系统相互配合,共同调节机体的各种代谢、生长发育,维持内环境的稳定,并控制生殖等。

由内分泌系统释放的化学物质被称为激素。激素直接进入血管、淋巴管,通过血液循环被运送到全身。激素对人体的新陈代谢、生长发育、性的成熟以及免疫的增强都起着很大的作用。

人体的主要内分泌腺有甲状腺、垂体、甲状旁腺、肾上腺、胰岛、胸腺、松果体和性腺等。其中胸腺与机体的免疫功能有关,松果体有防止性早熟的作用。对幼儿影响较大的内分泌腺有甲状腺、垂体、胸腺和松果体。

1. 甲状腺

甲状腺是人体中最大的内分泌腺,位于喉的下部和气管两侧,分左右两叶。甲状腺能分泌甲状腺素,碘是合成甲状腺素的主要成分。缺碘的最大威胁是影响婴幼儿的智力发育,使婴幼儿的生长受阻等。碘缺乏应在医疗部门的指导下合理补碘。

2. 垂体

垂体位于大脑底部,受下丘脑控制,能分泌多种激素,对幼儿的生长、发育及成熟起重要作用,并能调节其他内分泌腺的活动。

生长激素是由脑垂体分泌的,在一昼夜中生长激素的分泌量并不均匀,夜间入睡后生长激素大量分泌。如果婴幼儿睡眠时间不够或睡眠不安,生长激素的分泌将减少,从而影响身高的增长。

3. 胸腺

幼年时,胸腺逐渐增大,青春期以后减小,到了成年,胸腺逐渐萎缩。胸腺既是一个淋巴器官,也是一个内分泌器官。幼年时如果胸腺发育不全,会影响机体的免疫功能,以致反复出现呼吸道感染或腹泻等疾病。

4. 松果体

在幼年时期,松果体有防止性早熟的作用。

(二)学前儿童内分泌系统的卫生保健

保证婴幼儿有充足、安稳的睡眠,以促进正常生长发育。

为婴幼儿提供科学合理的膳食,常食含碘丰富的食物,防治碘缺乏症。

不盲目服用营养品,防止婴幼儿性早熟。

上网搜集含有激素的用品、食品、药品,并给家长提出建议。

九、感觉器官

现在社会上"小近视眼"越来越多,作为幼儿园教师,你有什么小妙招吗?

(一)眼的保健

1. 注意用眼卫生

幼儿用眼时环境光线要适宜,光线不宜太暗、太亮,以免损伤眼睛。幼儿姿势要端正,眼睛和桌面的距离控制在30厘米左右。注意控制幼儿用眼时间,每次不宜超过30分钟,避免用眼过度。给幼儿的读物要选择字体、图案清晰,适宜其年龄阅读的。

2. 发展辨色能力

幼儿辨别色彩的能力在逐步发展。为幼儿准备的玩具颜色要鲜艳、多彩。成人要教会幼儿区别相近的颜色。

3. 定期检查视力

视力的检查宜每半年一次,及时发现幼儿的视力问题,对于早期治疗很有帮助。平时也要关注学前儿童的行为举止,如经常发生无故摔跤、眯眼视物等问题要加以重视。

4. 预防眼科疾病和伤害

注意预防弱视、近视问题。教育幼儿不要用脏手揉眼,使用自己的专用毛巾、手帕、脸盆等,不玩危险物品如爆竹、竹签等。保教人员在工作中也要做好防范工作,并及时提醒幼儿。

(二)耳朵的保健

1. 注意用耳卫生

幼儿听觉敏锐,要注意保护。托幼机构的环境以安静为宜,播放音乐和广播时控制音量,并教育幼儿不要大喊大叫。叮嘱家长给幼儿清洁外耳道时不要过于用力,以免损伤外耳道或者鼓膜。

2. 发展听觉能力

托幼机构应当经常组织发展听力的活动,如欣赏音乐,聆听动物叫声、风声、雨声等,这些对幼儿的听觉分化很有好处。

3.预防耳科疾病

中耳炎是危害幼儿听力健康的一大杀手,及时发现幼儿的听力异常,并教会幼儿擤鼻涕的正确方法是很重要的。在日常生活中,防止幼儿的外耳道有异物,洗头、游泳后清洁外耳道积水,注意教育幼儿不要将物体塞入耳中。

(三)舌的保健

1.注意用舌卫生

幼儿的饮食要注意温度,以防舌头烫伤,影响味觉和食欲。

2.发展味觉能力

婴幼儿因母乳甜而较喜欢甜食,培养幼儿味觉可以令幼儿品尝其他味道,如酸、苦、咸等,从量少到量多,使幼儿逐步适应,避免幼儿因不喜欢某种味道而发生挑食、偏食的情况。但也要注意幼儿饮食中的调味料不可添加过多。

(四)鼻的保健

1.注意用鼻卫生

鼻腔内部能够分泌黏液,帮助阻挡吸入的灰尘。为幼儿清洁鼻孔时要注意卫生、安全,用干净的棉签进行清洁。不要让幼儿用脏手抠鼻。

2.发展嗅觉能力

幼儿嗅觉基本发育完善,能够辨别气味。在日常生活中,可以教幼儿识别气味,教幼儿辨别变质食物以防幼儿食物中毒。

(五)皮肤的保健

1.皮肤嫩,保护功能差

学前儿童的皮肤比较薄和嫩,因此容易受到感染和损伤。学前儿童皮下脂肪组织较少,保护功能较差。

2.调节体温的功能差

学前儿童的皮肤中毛细血管网较密集,通过皮肤的血量较多,散发的热量也较多,由于学前儿童的神经系统对体温的调节还不够稳定,当外界温度发生变化时,儿童不能适应,就容易感冒。

1.关注一下周围的学前儿童不同季节选穿什么服装。你能给他们的父母提一点合

理的建议吗？

2. 保护视力应当引起家长和学前教育老师的关注，你如何看待教学视频工具的教育功能与影响幼儿视力的矛盾，发表一下看法，并给小朋友一个合理的解释。

通过本主题的学习，你应该了解了学前儿童身体各系统的生理特点，掌握了学前儿童身体卫生保健的要点。你在进入岗位后，应该如何真正做到知幼儿、爱幼儿，为孩子一生的幸福铺路？

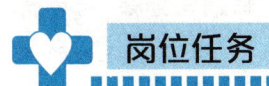

1. 作为未来托幼机构的教师，你能完成对学前儿童身体各系统卫生保健要点的思维导图吗？

2. 利用见习的机会，根据所学知识，分析你现在见习的园所对学前儿童身体各系统的卫生保健有哪些需要改善的地方，给出整改方案或意见。

主题 2　学前儿童的生长发育及健康评价

 主题导读

通过本主题的学习,你应在掌握学前儿童生长发育规律的基础上,能正确测量学前儿童的身高、体重、头围等形态指标,掌握学前儿童身体健康的评价标准及方法,对学前儿童身体健康和生长发育作出正确的评价。真正做到知幼儿、爱幼儿,为孩子一生的幸福奠定基础。

通过本主题的学习,你能够

1. 了解生长、发育和成熟的含义;
2. 掌握学前儿童生长发育的基本规律及影响因素;
3. 掌握学前儿童体格测量的各种方法;
4. 熟悉学前儿童生长发育的评价指标,并了解常用的评价方法。

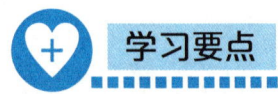 学习要点

学前儿童的生长发育及健康评价
- 学前儿童的生长发育
  - 生长、发育及成熟的概念
  - 学前儿童生长发育的特点
  - 学前儿童生长发育的规律
  - 学前儿童生长发育的影响因素
- 学前儿童的健康检查及生长发育评价
  - 学前儿童健康检查
  - 学前儿童体格测量方法
  - 学前儿童生长发育的评价指标
  - 学前儿童生长发育的评价方法

主题2 学前儿童的生长发育及健康评价

探寻一　学前儿童的生长发育

为什么是"大头"儿子和"小头"爸爸？

幼儿园的小班来了一对龙凤胎，姐弟两个人长得很相似，但是体型完全不一样，弟弟比姐姐小了不少。从家长那里了解到，这对龙凤胎是早产儿，姐弟俩在出生时就有明显的差异，姐姐发育较好，弟弟虽然不挑食但吸收功能比较差。因此弟弟看着比姐姐小了很多。你了解学前儿童生长发育的影响因素吗？我们一起寻找答案吧。

一、生长、发育及成熟

生长是指机体在量的方面的变化，是能观测到的。例如，手脚变大，个子变高，体重增加等。

发育是指细胞、组织、器官和系统功能的成熟与完善，是机体在质的方面的变化。例如，小脑功能的完善。

成熟是指机体的生长发育达到一种完备的状态。例如，淋巴系统在学前期迅速增长，在 11 岁左右发育成熟，达到成人的 200%，以后逐渐退化。

学前儿童的生长发育是一个极其复杂的过程，但同时又具有一定的规律。认识学前儿童生长发育的规律，有助于正确认识和评价学前儿童的身心发展。

二、学前儿童生长发育的特点

从受精卵开始到发育成熟的个体，人体的生长发育是一个渐进的、动态的、复杂的过程，但又具有一定的规律性。一般将学前儿童的生长发育划分为胎儿期、新生儿期、婴儿期、幼儿前期、幼儿期五个阶段。

(一)胎儿期

从精子与卵子结合形成受精卵开始到新生儿出生,约40周,统称为胎儿期。胎内前3个月称为胚胎期,各系统器官在这个时期末基本分化形成;中间3个月为内脏器官发育更趋完善时期;后3个月为四肢发育更加迅速的时期。

胎儿期总体特点:胎儿完全依赖母体生存,组织器官正在形成;母亲的身体状况、心理状态、孕期营养、孕期感染、环境有害物接触等均可影响胎儿生长发育。

(二)新生儿期

从胎儿娩出到刚满28天为新生儿期。

新生儿期基本特点:胎儿脱离母体,各系统器官生理功能经历重大调节和复杂变化,以适应子宫外环境,维持其生存和健康成长。比如,新生儿开始自主呼吸,自主吃奶并进行消化和排泄,等等。在适应了新的环境并有良好的营养供给条件下,新生儿体格开始迅速生长。

在保育上,应注意新生儿的保暖、喂养、脐带及皮肤黏膜护理;同时应做好新生儿疾病筛查和预防接种,以降低新生儿黄疸等疾病发病率和死亡率。

(三)婴儿期

从出生第29天到1周岁为婴儿期。

婴儿期基本特点:婴儿期是出生后生长速度最快的时期,需要的热量和蛋白质相对较高。此外,自身免疫功能尚未发育成熟,而从母体带来的免疫物质逐渐消失,因此抗感染能力较弱,易患各种感染性疾病和传染性疾病。

在保育上,应提倡母乳喂养,合理添加辅食,定期体检和做好免疫接种工作;注意预防婴儿呼吸道感染,促进其正常生长发育。

(四)幼儿前期

1~3周岁为幼儿前期,亦称托儿所年龄期。

幼儿前期基本特点:在这一时期,幼儿的语言、思维、动作和社会交往能力发展迅速,活动强度和范围扩大,但此时幼儿对危险的识别和自我保护能力尚不足,易发生各种意外伤害。

在保育上,应注意有目的、有计划地进行早期教育,注意安全及预防意外伤害,注意断乳后的合理喂养,养成幼儿主动进食、按时进餐、少吃零食、不偏食挑食的良好饮食习惯。

（五）幼儿期

从 3 周岁至 6 周岁为幼儿期,亦称幼儿园年龄期。处于该阶段的儿童是学前教育专业学生以后要服务的主要对象。

幼儿期的基本特点:体格生长速度减慢,但语言、思维、动作、行为心理发育仍然较快;乳牙依次出齐,咀嚼、消化能力加强;与外界环境接触日益丰富,意外伤害仍然高发。

在保育上,应注意加强安全教育,预防意外伤害;注意眼保健和口腔保健,及时治疗弱视、斜视、乳龋;教学内容以游戏为主,在游戏中发展儿童的思维能力、想象力和创造力。

三、学前儿童生长发育的规律

学前儿童生长发育的规律是指学前儿童群体在生长发育过程中的一般现象。了解学前儿童生长发育的共同规律,有助于我们正确认识和评价其身体的生长发育情况。

（一）生长发育的连续性

人体的生长发育是一个连续的过程,各个阶段相互衔接,前一阶段的发育为后一阶段的发育奠定必要的基础,不能跨越发展(图 2-1)。任何阶段的发育出现障碍,都将对后一阶段的发育产生不良影响。从动作发育看,儿童会走路前必须经过抬头、转头、翻身、直坐、爬行、站立等发育阶段。生长发育有一定程序,各阶段顺序衔接。

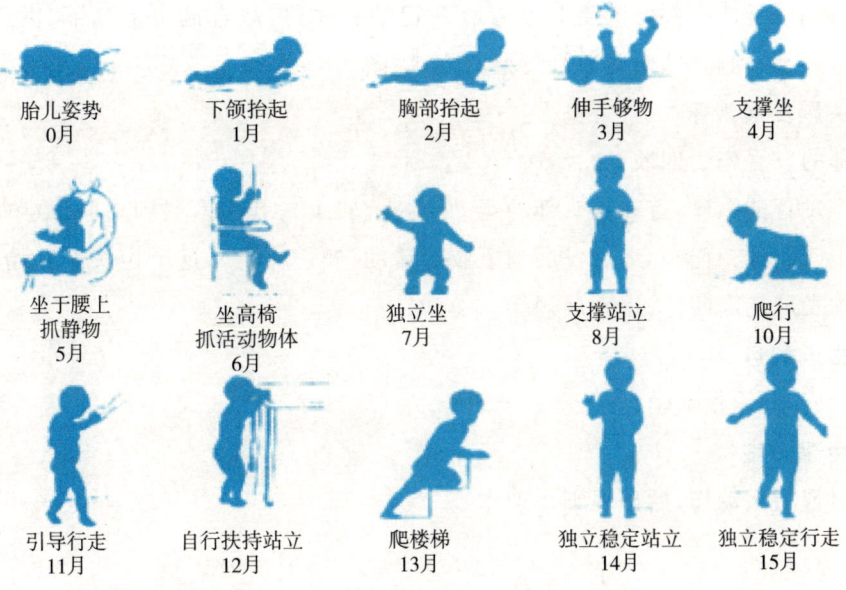

图 2-1　婴儿粗大动作发育顺序

(二)生长发育的阶段性

生长发育是一个连续的过程,在这一过程中有量的变化,也有质的变化。通常在几个相近的年龄期,个体的生长发育具有较相似的特点,因而形成了不同的发育阶段,各阶段都有一定的特点。生长发育曲线呈波浪式上升,不是直线上升(图2-2)。从胎儿到成人,有两个生长发育的高峰期,即0~1岁和青春期。

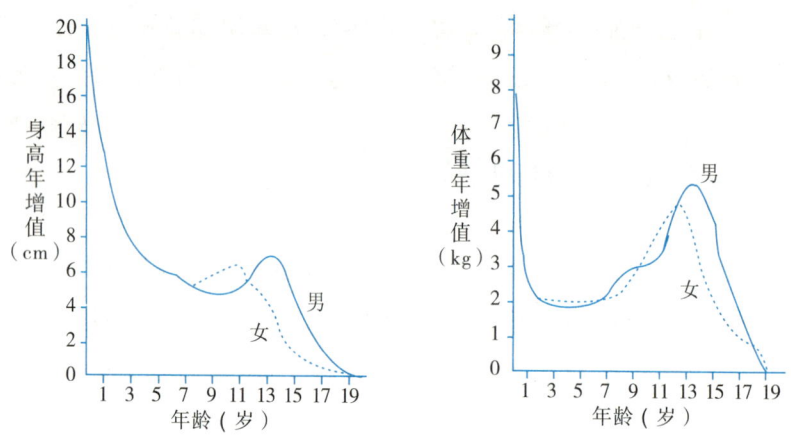

图2-2 生长发育曲线图

(三)生长发育的程序性

学前儿童身体各部分的生长发育有一定的程序,一般遵循由上到下、由近到远、由粗到细、由低级到高级、由简单到复杂的规律(图2-3)。

1. 头尾发展规律

头部的发育先于四肢。

动作发育的顺序,首先是头部的运动(抬头、转头),其次发展到上肢(取物),再次发展到躯干(翻身与直坐),最后发展到下肢的活动(爬、立、行),这个由头部开始逐渐延伸到下肢的发展趋向叫"头尾发展规律"。

2. 由近到远

先抬肩,后手指活动。

3. 由粗到细

先出现粗大动作,后出现细小动作。

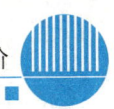

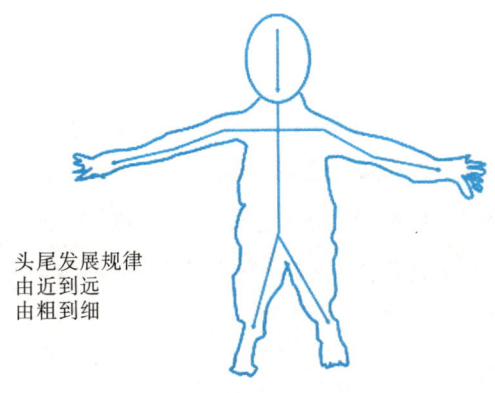

头尾发展规律
由近到远
由粗到细

图 2-3　生长发育的程序性

(四) 各器官发育不平衡

人体各器官、系统的发育不平衡,在时间进程上各有先后,儿童的神经系统最先发育,其快速增长阶段主要出现在胎儿期至 6 岁前。在神经系统中,大脑发育最早,在出生后头 2 年发育最快,6 岁时脑的大小和重量已接近成人水平。淋巴系统在出生后的前 10 年生长非常迅速,青春期达到顶峰,12 岁时约为成人的 2 倍。其后,伴随其他系统的功能逐渐成熟及免疫系统的完善,淋巴系统逐渐萎缩。生殖系统到青春期开始迅速发育,并通过分泌性激素,促进机体的全面发育成熟。

其他系统如呼吸、循环、消化、泌尿、肌肉系统的发育与身高、体重的发育规律基本相同,先后出现胎儿—婴儿期和青春期两次生长高峰。

(五) 个体发展存在差异性

虽然儿童的生长发育遵循一般规律,但在一定范围内,由于遗传、性别、环境、教养等影响,每个儿童的身体形态和机体功能都存在着差异,在身高、体重、智商等方面呈现出不同。在体格上的个体差异,一般随着年龄的增长而越来越显著。即使是同卵双生子之间也有差别。

四、学前儿童生长发育的影响因素

儿童的生长发育受身体内外多种因素的影响,归纳起来,可分为遗传和环境因素两大类。遗传因素决定了生长发育的可能性,即生长发育的潜力;环境因素决定了生长发育的现实性,即潜力能发挥的程度。

(一)遗传因素

基因决定了儿童体格生长的特征、潜力、趋势和限度。在胚胎期,受精卵所携带的来自父母的遗传信息决定了子代个体发育的各种遗传性状。通过各种方式的基因传递,个体显现出父母赋予的形态、功能、性状和心理素质特点,形成各自的生长潜能。在体格生长方面,父母的身高对子女有较大影响。先天性代谢缺陷疾病、染色体畸变严重地影响儿童的生长发育。

(二)环境因素

1. 营养

营养是生长发育最重要的物质基础。人的生命活动需要不断地从外界吸收各种营养物质,儿童的生长发育尤其需要足够的热量和优质蛋白质,足够的铁、钙、锌等矿物质和各种维生素等。营养丰富和平衡的膳食能促进儿童的生长发育,而长期的热能和营养素摄入不足,不仅会引起学前儿童体格生长落后,也会影响智力发育,严重者还可引发急、慢性营养不良和营养缺乏症。

2. 疾病

疾病对生长发育的影响不可忽视,其影响程度取决于疾病的性质和严重程度、疾病发生的时间和病程、治疗效果和转归以及儿童自身的体质。急性感染性疾病常使儿童体重减轻、生长变缓,如果在疾病恢复阶段为儿童提供良好的营养和生活条件,则可出现赶上生长。长期慢性疾病,如哮喘反复发作、先天性心脏病等,则对体格发育有明显的阻碍。内分泌疾病,如甲状腺功能减退、垂体功能不全等,常引起骨骼生长迟缓。青春期前的积极治疗可在一定程度上促进身高的赶上生长。

3. 体育锻炼

"生命在于运动",体育锻炼是促进儿童身体发育、增强体质的有效手段。适当的运动可以加快机体的新陈代谢,提高呼吸系统、运动系统、循环系统和消化系统的功能,促进骨骼肌肉的发育。经常参加体育锻炼的儿童,其身高、胸围、肺活量等形态功能指标发育水平较高。

学前儿童尤其应提倡合理利用各种自然条件进行锻炼,多接触日光、优质空气等。这些温和、反复的刺激可以加快机体代谢速度,增强皮肤黏膜对气候变化的适应能力,提高机体的免疫功能,从而对儿童增强体质、减少疾病、促进生长具有积极作用。

4. 生活作息

人体各组织、器官、系统的活动都有一定的节奏和规律。根据儿童生理节奏和年龄特点合理安排生活作息制度,保证充足的睡眠、足够的户外活动和游戏时间,定时进餐等,对生长发育有良好的促进作用。

睡眠是消除身体疲劳的主要方式,也是大脑皮质功能恢复的重要过程。睡眠对于儿童尤为重要,充足的睡眠是保证儿童正常生长发育的必要条件之一。

游戏是学前儿童的主要活动方式,尤其是户外游戏,不但可以促进儿童体格的生长发育,而且对儿童的认知、情绪和社会性发展具有积极的作用。

除此之外,定时进餐,进餐后适当休息,可以保护胃肠功能,有助于食物消化和营养吸收。

5. 环境污染

儿童新陈代谢旺盛、组织器官娇嫩,对环境污染格外敏感。环境污染不仅影响学前儿童健康,引发各种疾病,而且明显抑制正常发育进程。如铅、汞等污染物可能影响幼儿智力的发育,二氧化碳、氮氧化物、尘粒等可引起上呼吸道感染。

6. 家庭因素

家庭的社会经济状况、父母素质、早期智力开发、非智力因素的培养、正确的教育方式及家庭结构的完整性等,都会影响幼儿的生长发育。此外,精神因素对幼儿生长发育也有较大影响。专家认为,得不到抚爱的幼儿,因为体内分泌的生长激素较少,所以他们的平均身高可能低于同龄幼儿。

7. 社会因素

地区社会经济状况的差异、城乡差异、战争、工业化程度等社会因素都会对幼儿生长发育产生深远的影响。

我们掌握了影响学前儿童生长发育的主要因素,如何在学前儿童生长发育的关键期,做好家园共育呢?

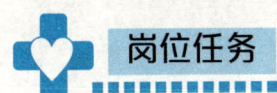

通过见习,请你了解所在班级幼儿的生长发育情况,对班级里出现身体发育水平偏离的学前儿童进行个案研究,探寻发育偏离的原因。

探寻二　学前儿童的健康检查及生长发育评价

学前儿童入园体检的意义有哪些？

佳佳今年3岁了，准备上幼儿园。按照幼儿园规定，入园前需要到三甲医院进行健康检查，检查合格方可入园。学前儿童入园体检需要做哪些项目呢？让我们一起学习吧。

一、学前儿童健康检查

（一）定期健康检查

我国卫生部门规定，学前儿童定期健康检查的时间如下。

1. 出生后第一年

检查4次，分别在3个月、6个月、9个月、12个月时进行，1周岁时作一次总的健康评价。

2. 出生后第二年

检查2次，分别在18个月、24个月时进行。

3. 出生后第三年

检查2次，分别在30个月、36个月时进行。

4. 3岁以后

每年检查1次，每半年测身高、体重一次。

如果发现异常，应随时增加检查次数。测量要准确，并做好记录，便于进行健康分析、评价，疾病统计，及时发现问题，加以矫治。幼儿园应为每个儿童建立健康卡片或健康档案。

(二)入园健康检查

学前儿童入托幼机构前应当在规定的医疗卫生机构进行健康检查,合格后方可入园,健康检查表上的项目应填写完整正确,体检结果一个月内有效。

承担学前儿童入园体检的医疗卫生机构及人员应当取得相应的资格,并接受相关专业技术培训;应当按照有关规定开展健康检查,规范填写《儿童入园(所)健康检查表》,不得违反规定擅自改变健康检查项目。

学前儿童入园体检中发现疑似传染病者应当暂缓入园,及时确诊治疗。

学前儿童入园时,托幼机构应当查验《儿童入园(所)健康检查表》《0~6岁儿童保健手册》《预防接种证》。发现没有《预防接种证》或未依照国家免疫规划受种的儿童,应当在30日内向托幼机构所在地的接种单位或县级疾病预防控制机构报告,督促监护人带儿童到当地规定的接种单位补证或补种。托幼机构应当在儿童补证或补种后复验预防接种证。

(三)入园后健康监测

儿童入园后应定期进行健康检查及评估,以便全面了解在园儿童的生长发育情况,及时发现患病儿、体弱儿,从而给予科学合理的矫治与干预。

1. 定期健康检查次数

3至6岁(或7岁)儿童应每年全面体检一次,每半年测身高、体重、视力一次,按世界卫生组织体格发育评价标准对幼儿身高、体重进行评价。6岁(或7岁)时做一次总的健康评价。

2. 定期健康检查内容

定期健康检查内容主要包括测量评价儿童身高、体重,检查皮肤、口腔、心肺、肝脾、脊柱、四肢等,检测血红蛋白或血常规,测查视力等。幼儿园还可同时开展膳食营养分析、儿童心理行为发育筛查。

体检时测量要准确并做好记录,要保证幼儿体检质量,要确保幼儿参检率达100%。体检结束后,应及时向家长反馈幼儿体检情况,写出分析报告,相关资料汇入幼儿健康档案。定期体检后要依据测量数据进行健康分析、评价和疾病统计,发现缺陷应及时矫治,同时建立健康档案。

(三)晨午检及全日健康观察

1. 做好每日晨间或午间入园检查

检查内容包括询问儿童在家有无异常情况,观察儿童精神状况、有无发热和皮肤异

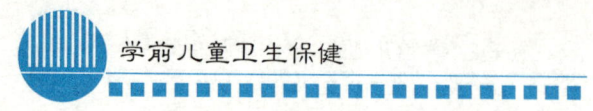

常,检查有无携带不安全物品等,发现问题及时处理。

2. 应当对儿童进行全日健康观察

检查内容包括饮食、睡眠、大小便、精神状况、情绪、行为等,并做好观察及处理记录。

3. 卫生保健人员每日深入班级巡视 2 次

发现患病,特别是疑似患传染病儿童应当尽快将其隔离并与家长联系,及时将儿童送到医院诊治,并追访诊治结果。

4. 患病儿童应当离园(所)休息治疗

如果接受家长委托喂药时,则应当做好药品交接和登记工作,并请家长签字确认。

二、学前儿童体格测量方法

准确而稳定的测量结果是正确评价的前提,提高测量准确性的技术要求包括:测量前要校正测量仪器、统一测量方法,测试人员要熟练掌握测试技术;测试时,场地安排、检查流程、人员配合要合理,避免测试误差。

(一)生长发育形态的测量方法

1. 身高的测量

测量颅顶点到脚跟的垂直距离。3 岁以上儿童应当使用身高测量仪。使用前应用水平仪检查身高测量仪是否放置平稳;用直角尺检查滑测板与立柱是否垂直;用标准钢卷尺校正刻度,误差不得超过±0.2%。

儿童取立正姿势站在底板上,两眼直视正前方,两臂自然下垂,脚跟并拢,脚尖分开约 60°,脚跟、臀部和两肩胛间紧靠立柱,躯干自然挺直,头部保持正直。测量者向下轻移滑板,使顶板与颅顶点接触,同时观察被测者姿势是否符合要求;读数,误差不超过 0.1 cm。

2. 体重的测量

常用体重测量工具为杠杆秤和电子秤。秤的最大载重一般不超过 50 kg,准确读数不超过 50 g。测量前先将刻度调至 0 点。测量时受测儿童穿单衣、单裤。3 岁以上儿童可站在秤台中央,3 岁以下可蹲于秤台中央,1 岁以下可躺着测量。测量者移动游码到刻度尺处于水平位后读数,记录以 kg 为单位。体重测量最好在早晨、空腹、便后进行。

3. 坐高的测量

3 岁以上儿童使用身高坐高仪测量,测量前校正方法同身高测量仪。测量时,取坐位,调整坐凳高度使适中;骶骨、两肩胛间紧靠立柱,躯干自然挺直,头部与测身高时姿势同,两腿并拢,大腿与地面平行,膝关节屈曲成直角,两脚向前平放。测量者移动滑板轻

主题 2　学前儿童的生长发育及健康评价

压颅顶点后读数,误差不超过 0.1 cm。

4. 头围的测量

使用软尺,刻度精确到 1 mm;测量前用标准钢卷尺校正。测量时,儿童取坐位或立位。测量者立于右侧或前方;用左手拇指将软尺 0 点固定于右侧眉弓上缘处,右手持软尺经枕骨粗隆、左侧眉弓上缘回至 0 点;读数,误差不超过 0.1 cm。测量时软尺应紧贴皮肤,左右位置对称;勿将辫子和头饰压在软尺下。

5. 胸围的测量

使用软尺,精度及校正同头围的测量。测量时,3 岁以上儿童取立位,裸上体,两臂下垂,均匀平静呼吸。测量者面对儿童,将软尺上缘经背部两肩胛骨下角下缘绕至胸前,左手拇指将软尺 0 点固定于右侧胸前乳头下缘,右手拉软尺经左侧乳头下缘回至 0 点;读数,误差不超过 0.1 cm。

(二)生长发育机能的测量方法

1. 肺活量的测量

肺活量是指一次深吸气后能呼出的最大气量,反映肺容量及呼吸肌力量。肺活量测量常使用回转式肺活量计。用前检查刻度准确性,有无漏气、漏水,然后盛与室温相近的清洁水至标志线。正式测试前,先测水温,并调整读数指针基部至相应的摄氏度处为 0 点。测试时,儿童取直立位,先做两次扩胸动作,然后尽力深吸气,吸满后憋住气,向肺活量计的吹嘴内以中等速度尽力呼出,直到不能再呼气为止;呼气结束后,立即关闭进气管开关,待浮筒平稳后读数。每位受测儿童测 3 次,选最大值记录,单位为毫升(mL)。

2. 脉率的测量

脉率为单位时间内测得的脉搏次数(次/分),是反映心血管功能的重要指标。脉率的个体差异较大,且易受体力活动和情绪变化的影响,应在安静时测量。测定前令儿童休息 15 分钟,伸右前臂平放于桌面,掌心向上。测试者用食、中、无名指指端置于受试儿童腕部桡动脉上,施以适当压力即可感到动脉搏动;连续测量 3 个 10 秒钟脉搏数,直到其中两次相同而与另一次仅差 1 次时,可认为处于相对安静状态;测量 30 秒钟脉搏数,乘以 2,记录为脉率。所用秒表误差不超过 0.2s/min。

3. 血压的测量

血压是反映心血管功能的另一个重要指标,易受体位变动、活动和情绪变化的影响,测定前 15 分钟应静坐休息。通常使用水银柱血压计测量,使用前校正 0 点,检查水银量及有无泡;学前儿童一般用 8 cm 宽袖带。测试时,儿童取坐位,右上臂充分暴露,调节椅子高度使上臂与心脏处同一水平位。捆扎袖带使松紧适宜,测试者用手触及肱动脉搏动位置,将听诊器置其上且不施压;向气囊内充气使水银柱上升直到脉搏声消失,

· 35 ·

继续加气 20 mmHg 左右（或将汞柱升高到 180 mmHg 高度后测试，再酌情调整），然后开阀慢慢排气；充气、放气速度应均匀，不宜过快，一般速度为 2 mmHg 左右。听到第一个清晰的脉跳声时记录为收缩压；声音消失记录为舒张压，若声音持续不消失，则以变音点为舒张压。连续测 3 次，以其中较接近的 2 次读数均值为受试者的血压值。

（三）其他体格检查方法

1. 视力检查

视力在眼的检查中占重要地位。对 3 岁以下婴幼儿的视力检查可用客观观察的方法粗略地测知。如 1 岁时能捡出细的棉线，2 岁时对飞机、飞鸟及电视有较强的兴趣，走路时能躲开障碍物。3 岁以上学前儿童能配合做一定的视力检查，可用辨认形象的儿童视力表来测查。一般可用国标标准视力表、儿童图形视力表等测查视力。

检查前要向学前儿童讲解识别视标的方法，要求学前儿童不能眯着眼看视标，不要用被罩的眼偷看，在遮盖眼睛时不可加压，如视力一时模糊，可休息 1～2 分钟再查。

2. 听力检查

耳语检查是以听语音为主的简单易行的测听方法，但只能测知听力的一般情况，而不能准确鉴别听力减退的程度。检查方法是在无隔音条件下，选择环境安静、长于 6 米的房屋或走廊，在地上划出 1～6 米的刻度，使受检者立于 6 米处，身体不靠近墙壁，以免受声音反射的影响。受检耳朝向检查者，用食指塞紧对侧外耳道口，闭上两眼，使受检者看不到检查者发音时的口唇动作，检查者立于距受检者 6 米处，以简单字句发出耳语声，让受检者复诵。如不能复诵，则可重复一两次，但不能提高语音。

秒表检查是测验听力的一种简便方法，可用以估计听力减退程度。检查时以能听到表声的距离作为判断听力的依据。检查时环境必须安静。检查方法是受检者取坐位，闭目，用手指塞紧非检查侧的外耳道口。检查者立于受检者背后，手持秒表于受检耳 1 米外的外耳道平面延长线上，将表逐渐移近，直至受检者确实听到表声时为止，然后记录该耳与表间距离。反复试验数次，如每次结果相同，则该距离即为受检耳的表声听距。用同样方法检查另一只耳。

三、学前儿童生长发育的评价指标

通常采用形态指标评价儿童的体格生长，辅以生理功能指标更敏感地反映体育锻炼和体力活动等对儿童生长发育的影响。

（一）形态指标

形态指标包括长、宽、围度、厚度、重量 5 类。学前儿童体格生长评价中常用身高

(长)、体重、头围、胸围等指标。

1. 身高(长)

指头顶至足底的长度。3岁以下儿童取仰卧位测量,测量身长;3岁以上儿童取立位测量,测量身高。新生儿出生时身长平均为50 cm;第一年快速增长,1岁可达75 cm;第二年生长减速,2岁约为89 cm。

婴儿期和青少年期是身高生长的两个高峰期。

常用以下公式计算儿童身高:2~12岁儿童身高(cm)＝年龄(岁)×7＋75(cm)。

身高(长)为身体的全长,包括头部、躯干和下肢的长度,但是这3个部分的发育进程并不相同,儿童头部发育较早,下肢发育较晚。因此,常用坐高反映躯干和下肢的比例关系。

坐高是头顶至坐骨结节的长度,坐高增长代表头颅和脊柱在发育。

2. 体重

出生体重与新生儿的胎次、胎龄、性别以及宫内营养有关。我国正常足月头胎男婴出生体重平均为3.3 kg,女婴为3.2 kg。与身高增长模式相似,体重增长亦非等速增加,出生后头3个月体重增加最快,至1岁时体重约为出生体重的3倍,2岁约为4倍;2岁后至青春期前稳速增长。受营养和活动水平影响,儿童体重波动范围较宽,可用以下公式粗略估计。

(1) 1岁以内。

1~6个月　　体重(kg)＝出生体重＋月龄×0.6

7~12个月　　体重(kg)＝出生体重＋月龄×0.5

(2) 1~10岁。

体重(kg)＝年龄(岁)×2＋8(或7)

3. 头围

胎儿脑的发育最早,新生儿出生时头相对较大,头围平均为34 cm;至1岁约为46 cm,2岁约为48 cm,5岁约为50 cm;15岁时接近成人头围54~58 cm。因此,对头围的监测在出生后前两年尤为重要。

4. 胸围

胸围表示胸廓的容积以及胸部骨骼、胸肌、背肌和脂肪层的发育情况,是人体宽度和厚度最具代表性的指标,在一定程度上表明身体形态及呼吸器官的发育状况,也可反映体育锻炼的效果。新生儿胸围平均为32 cm左右,比头围小1~2 cm,1岁左右胸围与头围大致相等,1岁后胸围超过头围,超过的差数约等于儿童年龄数。营养物质摄入不够,缺乏体育活动以及疾病(如佝偻病)造成的胸廓畸形均会影响胸围的增长。

(二)生理功能指标

生理功能指标指身体各系统、各器官在生理功能上可测出的各种量度。与形态发育有所不同,幼儿生理机能变化迅速,变化的范围更广,对生长发育和外界环境的影响比较敏感,常规检查的身体各系统的生理功能指标如下。

心血管系统功能:脉搏、血压、心率。

呼吸系统功能:呼吸频率、肺活量、呼吸差。

运动系统功能:握力、拉力、背肌力。

(三)生长发育的其他体格评价指标

血红蛋白是红细胞的主要成分,主要功能是将肺部吸进的氧气运送到全身各组织器官。测定血红蛋白能较好地反映贫血的类型和程度。血红蛋白正常值随年龄变化而有所不同,各年龄段血红蛋白的平均正常值为:出生后 2 周为 150 g/L,3 个月为 111 g/L,6 个月为 123 g/L,1～2 岁为 118 g/L,4～5 岁为 134 g/L,8～14 岁为 139 g/L。

四、生长发育的评价方法

生长发育标准是评价个体和群体儿童生长发育状况的统一尺度。一般通过一次大数量的生长发育调查,搜集某几项发育指标的测量数值,经过统计学处理所得结果,即为该地区的儿童个体或群体生长发育的评价标准。

一般来说,生长发育的标准都是相对、暂时的,只能在一定的地区和时间内使用,而且受到生长发育长期加速的影响,应每隔 5～10 年修改一次。

(一)发育等级评价法

发育等级评价法是将个体儿童的发育数值和作为标准的均值及标准差进行比较,以评价个体儿童发育状况的方法。用标准差与均值相离的远近划分等级,即以均值(X)为基准值,以标准差(S)为离散距,确定生长发育的评价标准。各国学者在调查研究过程中所分等级不完全相同,但均以正态分布原理划分。表 2-1 为我国常用五等级评价标准表。

表 2-1　五等级评价标准表

等级	标准
上等	均值(X)＋2 标准差(S)以上
中上等	均值(X)＋标准差(S)至均值(X)＋2 标准差(S)
中等	均值(X)＋标准差(S)或均值(X)－标准差(S)
中下等	均值(X)－标准差(S)至均值(X)－2 标准差(S)
下等	均值(X)－2 标准差(S)以下

常用等级评价法确定身高和体重指标。幼儿的身高、体重数值在标准均值±2S 范围内，均被认为正常，这个范围包括了大约 95% 的幼儿。在标准均值±2S 以外的幼儿也不能简单判断为异常，必须在连续观察、深入了解的基础上，结合疾病、营养、家族遗传等具体情况再做结论。

(二)三项指标综合评价法

三项指标综合评价法是世界卫生组织近年来推荐的幼儿营养状况的评价方法，也就是按身高的体重、按年龄的身高以及按年龄的体重三项指标全面评价幼儿的生长发育状况。三项指标综合评价意义表详见表 2-2。

表 2-2　三项指标综合评价意义表

按身高的体重	按年龄的身高	按年龄的体重	评价
高	低	高	肥胖＋＋
高	中	高	目前营养过剩
高	低	中	目前营养好，既往营养不良
高	高	高	高个子，近期营养过剩
中	高	高	高个子，体型匀称，营养正常
中	中	中	营养正常
中	中	高	营养正常
低	高	中	瘦高体型，目前轻度营养不良
低	中	低	目前营养不良＋
低	高	低	目前营养不良＋＋
低	低	低	近期营养不良，过去营养不良

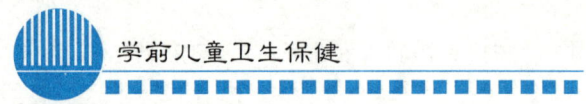

作为未来教师,你认为在对学前儿童进行健康检查的时候,检查者要具备哪些职业素养?

分组进行身高、体重、胸围、头围、坐高的测量练习,并完成实训报告。

主题 3　学前儿童心理健康与保健

通过本主题的学习,学生应认识心理健康对学前儿童全面身心和谐健康发展的重要意义。了解学前儿童心理健康的概念及影响因素,并能认识到应采取哪些措施维护和增进学前儿童的心理健康。

通过本主题的学习,你能够
1. 了解学前儿童心理健康的特点及标志;
2. 知道影响学前儿童心理健康的因素;
3. 初步掌握学前儿童常见的心理问题、行为及干预措施。

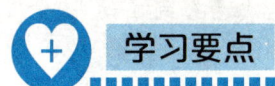

学前儿童心理健康与保健
- 学前儿童心理健康概述——学前儿童心理年龄特点与健康标志
- 学前儿童常见的心理行为问题及干预
  - 学前儿童常见的心理行为问题
  - 学前儿童的心理疾患
- 学前儿童心理健康教育
  - 影响学前儿童心理健康的因素
  - 维护和促进学前儿童心理健康的措施

探寻一　学前儿童心理健康概述

什么是心理健康？
你认为自己的心理是否健康？为什么？

　　3岁的佳佳入幼儿园小班已经有半个月了，可是她每天起床一听家长说要送她去幼儿园就说自己不舒服，头疼、肚子疼，总是很不开心，可怜兮兮地求爸爸妈妈不要让她去幼儿园。有好几次已经到了幼儿园门口，她还与妈妈撕扯着，向后拖拽妈妈，怎样都不愿意进幼儿园。问她为什么不喜欢去幼儿园，她说没有爸爸妈妈爱她，老师很忙，小朋友也不理她，幼儿园不好玩。
　　在这个案例中，你认为佳佳小朋友是否存在心理问题？你是怎么判断的呢？

一、学前儿童心理年龄特点与健康标志

　　《世界卫生组织宪章》指出：健康是指身体、心理和社会适应的健全状态，而不只是没有疾病。因此，一个健康的人，既要有健康的身体，又要有健康的心理。
　　学前儿童正处于迅速生长发育时期。他们虽已具有成人的基本结构和生理功能，但发育不完善，生理和心理特征与成人有很大的区别。他们对外界环境的影响比较敏感，容易受各种不良因素的伤害。
　　做好学前儿童的心理健康工作，不仅可将学前儿童的行为问题、心理障碍消灭在萌芽状态，更为重要的是可以促进学前儿童在认知、情感、意志和个性等方面正常地发展，培养学前儿童健全的人格，对社会的良好适应能力。

(一) 学前儿童心理年龄特点

3~4岁:小班学前儿童生活范围扩大,心理变化较大,认知能力、生活能力以及人际交往能力得到迅速发展。他们的认知活动靠行动来进行,其特点是边做边想,而不能想好了再做;行为受情绪的影响大,易冲动,易受外界影响与周围人的感染;学习方式以模仿为主,许多良好的习惯易在模仿下形成和巩固。

4~5岁:中班学前儿童对周围事物感到好奇、新鲜,活动积极性高,动作灵活、活动量大;能够在日常生活中遵守一定的行为规范和生活、游戏规则;能够进行合作游戏,同伴关系与社会性得到发展;但自我控制力不强,以形象思维为主,只依据表面现象进行思维,思维带有片面性。

5~6岁:大班学前儿童求知欲强,爱问各种问题,喜欢智力活动;逻辑思维开始萌芽,能初步理解数的概念,能对事物作出简单的因果判断;在艺术活动中,可有意地进行构思;能有意调控自己的心理活动,对事物已有较稳定的态度,看问题也开始有自己的见解,表现出一定的独立性。

(二) 学前儿童心理健康标志

学前儿童心理健康的标志主要包括以下几个方面。

1. 智力发展正常

智力正常是人正常生活的最基本心理条件,是心理健康的首要条件。智力一般是观察力、注意力、记忆力、思维力和想象力的综合,它是以思维力为核心的。智力正常的学前儿童在认知方面一般表现出想象力丰富、好奇心强、求知欲旺盛、动手能力和动作协调能力较强。

学前期是智力发展极为迅速的时期,若出现脑损伤或环境剥夺,会阻碍学前儿童的智力发展,从而导致心理的不健康。

2. 情绪稳定愉快

情绪是人对客观事物的一种内在体验,它既是一种心理过程,又是心理活动赖以进行的背景。心理健康的学前儿童表现为情绪安定、积极向上,具有对他人的爱和同情心,能合理地宣泄不良情绪。在他们身上,愉快、乐观、满意等积极情感多于消极情感,能较长时间地保持良好的心境,没有不必要的紧张感和不安感。对待环境中的各种刺激能表现出与年龄相符的适度反应,逐渐学会调节和控制自己的情绪。

3. 人际关系和谐

个体的心理健康状态是在与他人的交往中表现出来的。和谐的人际关系既是心理健康不可缺少的条件,也是获得心理健康的重要途径。心理健康的学前儿童,在与环境相互作用的过程中,能逐渐学会与现实环境建立起和谐的关系。虽然他们人际交往的技能较差,但他们乐于与人交往、合群,能与他人友好相处。他们希望通过交往获得别人的了解、信任和尊重。心理不健康的学前儿童不能与人合作,对人漠不关心,缺乏同情心,斤斤计较、猜疑、嫉妒、退缩,不能置身于集体,与他人格格不入。

4. 行为统一协调

随着年龄的增长,学前儿童的思维逐渐变得有条理,情绪情感的表达方式日趋合理和成熟。心理健康的学前儿童行为通常表现为既不过敏,又不迟钝,面对新的刺激情境能作出合理的反应,具有与大多数同龄的学前儿童基本相符的行为特征。一个人的行为经常偏离自己的年龄特征,如学前儿童具有攻击行为,6岁以上遗尿,过分的注意力不集中,就是行为问题,应予矫正。

5. 自我意识良好

自我意识是主体对自己及自己与客观世界关系的意识。自我意识在性格的形成中起着关键的作用。当学前儿童在语言中出现"我"时,就可以说他已经有了自我意识。具有良好自我意识的学前儿童,能了解自己,体验到自己存在的价值。在他们身上积极的肯定的自我观念占优势,对自己表现出自爱、自尊,并拥有自豪感;对他人则表现出友善、同情、尊敬和信任。

上述标准是心理健康的一种粗略的标准,它远不及人的各种生理指标具体、准确、客观。然而,人的健康具有动态的特点,学前儿童正处在身体和心理不断发育和发展的过程,某些儿童可能与其中一些特征略有不符,但如果仍有相当的社会适应能力,则应视为心理健康。

如何提高幼教工作者自身的心理健康,从而引导学前儿童的心理健康?

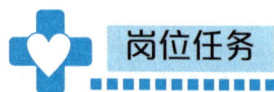

见习时,与学前儿童教师进行沟通,了解托幼园所中出现特殊问题的孩子(个例),进行深入调查,写出你的分析报告。

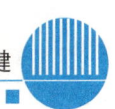

探寻二　学前儿童常见的心理行为问题及干预

学前儿童常见的心理行为问题有哪些？

　　小班的欢欢4岁了。有一次，欢欢妈妈和老师交谈时说："听欢欢说，昨天她被评为'小老师'，让我奖励她呢！"老师很诧异，昨天根本没有评过"小老师"，欢欢是在说谎。又有一次，欢欢不小心打碎了班级的鱼缸，很多同学都看见了，但欢欢却说不是自己打碎的，是班里另一名男孩打碎的。

　　老师该怎么跟欢欢的家长沟通这些事呢？

一、学前儿童常见的心理行为问题

学前儿童常见的心理行为问题主要有情绪障碍、睡眠障碍、语言障碍、行为障碍等。

（一）情绪障碍

1. 恐惧不安

(1)表现。学前儿童对特定的动物、人、物或情境所产生的过分的或不合理的恐惧和回避反应。令学前儿童产生恐惧的主要有生疏的动物、陌生人、雷电、鞭炮、黑暗、梦境等。

(2)原因。学前儿童的恐惧多数产生于父母和其他成年人的恐吓以及学前儿童自身的直接感受。恐惧会随着年龄的增长自行消退，如果恐惧长期不消退，就有可能导致学前儿童的退缩或回避行为。

(3)矫正。鼓励学前儿童观察和认识各种自然现象，学习科学知识和道理。家长和教师在任何情况下都不可采用恐吓、威胁的方法教育学前儿童，应积极鼓励学前儿童投入所恐惧的情境中，学会如何应付而不是消极回避。如果个别学前儿童的恐惧程度严重,且持续时间较长,则要进行专门治疗,否则有可能发展成为学前儿童恐惧症。

2. 暴怒发作

(1)表现。学前儿童在自己的要求或欲望得不到满足,或在受到挫折时,出现的大声哭闹、摔东西、在地上打滚、自残(如撞头、拽头发)等发泄怒气的过激行为。

(2)原因。学前儿童常出现暴怒发作,有可能与学前儿童的气质类型有关,但许多学前儿童的此类行为往往是与成人的不适当教育方式有关。

(3)矫正。学前儿童在情绪发作时家长及教师应"冷处理",等学前儿童情绪平稳后再讲道理,从而有效地帮助学前儿童学习控制自己的情绪。情绪严重不能自控者应进行心理矫治。

3. 焦虑烦躁

(1)表现。儿童易焦虑不安,常常因一点小事而过度烦躁和担心;胆小,特别害怕与亲人分离,哪怕只是短暂的时间,入托、入园很长时间都不能适应新的生活环境;老实、温顺、敏感和缺乏自信,在人际交往表现出退缩,不愿与陌生人交往。

(2)原因。父母及其他亲人在教养时过于溺爱或苛刻,学前儿童本身心理又较为脆弱、敏感、极易紧张,生活一旦发生变化,如生病、入托、入园或者是与家人发生矛盾,学前儿童难以承受这样的刺激。

(3)矫正。进行心理治疗,在心理上给予学前儿童支持和鼓励。引导学前儿童参与集体活动,消除紧张情绪,具备克服困难的毅力,养成活泼开朗的性格。

(二)睡眠障碍

1. 遗尿症

(1)表现。5岁以上学前儿童仍不能控制自己排尿,经常夜间尿床、白天尿裤子。遗尿多发生于夜间,故也被称作夜尿症。遗尿分原发性遗尿和继发性遗尿两种。前者是指从小到大一直遗尿,从未建立起膀胱控制;后者是指曾建立起膀胱控制,后又丧失控制。

(2)原因。①心理因素。主要指精神方面受到创伤,如突然受惊,大病一场,对生活环境的改变不能适应等。研究发现,有精神创伤儿童遗尿的发生率是无精神创伤儿童的两倍。②训练不当。排尿过程的自主控制既需要大脑发育成熟到一定的程度,也需要学习和训练。一般两三岁的学前儿童就可以开始自行控制排尿,如训练方法不当,儿童没有形成良好的排尿习惯,也可能发生遗尿。③遗传因素。研究发现,遗尿与遗传的关系密切,约有70%的遗尿患儿的一级亲属中有遗尿历史。④器质性遗尿症。由疾病引起的遗尿症被称为"器质性遗尿症",如蛲虫病、膀胱炎等均可使儿童不能主动控制排尿。

(3)矫正。建立合理的作息制度,养成良好的生活习惯,加强对学前儿童自觉排尿的训练,是基本的矫正方法。例如,按时睡觉,夜间定时唤醒学前儿童排尿,白天避免过度

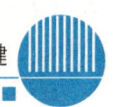

紧张和疲劳,晚间适当控制学前儿童的饮水量。一旦发生尿床,家长和教师要以温和、亲切、耐心的态度对待学前儿童,帮助学前儿童逐渐树立起克服遗尿的信心。切忌对学前儿童施加压力,以免带来新的心理压力。对于患有疾病的学前儿童,应及早进行治疗。

2. 梦游

(1)表现。在睡眠状态中起床行走,做穿衣、开门、来回走动、搬动杂物等机械的动作,可持续几分钟至半小时,然后上床入睡或睡于他处。学前儿童在梦游发作时面部表情呆滞,神态迷茫,难以唤醒。醒后对夜间行为多不能回忆。

(2)原因。梦游常与学前儿童大脑皮质抑制功能不完善有关。身体疲劳、精神紧张或过度兴奋是主要诱因,与机体疾病亦有关系。

(3)矫正。首先是查明原因,排除机体因素和药物诱发因素。属功能性的,多数会随着年龄的增长而自愈,不需要特殊处理。对非功能性患者的矫治,应消除引起学前儿童紧张、恐惧的各种因素,避免学前儿童过度疲劳。家长及教师不要在学前儿童面前谈论梦游情况,在学前儿童梦游发作时应予以保护,清除房间内的危险物品,防止学前儿童从窗户等处跌落。

3. 夜惊

(1)表现。男孩发生夜惊多于女孩。夜惊的主要表现如下:在睡眠中惊醒,突然哭喊出声,两眼直视,并从床上坐起,表情恐惧,且伴有心跳加快、呼吸急促、全身出汗等症状。若叫他,不易唤醒,发作持续数分钟,过后可再度入睡,醒后对此事基本上没有记忆。

(2)原因。学前儿童夜惊,多由心理因素引起,如离开亲人到陌生环境,受到成人的严厉责备,睡前看了惊险电影或听了情节紧张的故事,或卧室空气污浊,手压迫前胸,晚餐过饱等。鼻咽部疾病可导致睡眠时呼吸不畅,若患肠道寄生虫病或癫痫发作也可导致夜惊。

(3)矫正。对于夜惊的学前儿童,一般不需要药物治疗,主要从消除产生夜惊的心理诱因和改变不良环境因素入手,注意生活的规律性。随着儿童年龄的增长,大多数儿童的夜惊也会自行消退。

(三)语言障碍

1. 选择性缄默症

(1)表现。儿童选择性缄默症是指已经获得语言能力的儿童,因精神因素的影响而出现的一种在某些场合保持沉默不语的现象。选择性缄默症属于社交功能障碍而非语言障碍,一般多在3~5岁时起病。

(2)原因。多数是由受惊、紧张、恐惧、生气等引起的防卫性反应,常见于某些比较敏感、胆小、羞怯、体弱的学前儿童,女孩多于男孩。

(3)矫正。对非器质性缄默的学前儿童,一方面应消除精神紧张因素的影响,使学前儿童能在轻松、愉快的环境中生活和活动;另一方面不要对他们予以过分关注,避免因逼着讲话而进一步造成情绪紧张,鼓励学前儿童参加各种游戏活动。对于患此症较严重的学前儿童,可以到儿童精神科找医生帮助治疗。

2. 口吃

(1)表现。说话多停顿,重复发音而造成语言不流畅,只有伴随跺脚、摇头、挤眼、歪嘴等动作才能费力地将字从口中迸出。口吃多发生于3岁左右的学前儿童,男孩多于女孩童。口吃为常见的语言节奏障碍。

(2)原因。口吃的发生主要与心理状态有关。学前儿童由于肌肉控制能力的发展落后于情绪和智力活动表达的需要,常表现为说话踌躇和重复。少数幼儿可能因家长对其语言的表达做过多矫正,或采用威吓、强制等方法来训练语言而导致精神过度紧张,从而造成口吃。学前儿童在突然受到惊吓,模仿别人口吃,或患有某种疾病,如百日咳、流感等,或在脑部受到创伤等情况下,均有可能形成口吃。

(3)矫正。对幼儿早期出现的口吃现象不要过度紧张和关注。帮助幼儿掌握正确的说话方式,尤其是换气技巧。模拟口吃的场景训练说话。消除导致幼儿紧张的因素,缓解幼儿心理的紧张。

(四)行为障碍

1. 习惯性口腔动作

(1)表现。吮指头、咬指甲或咬衣物、舔嘴唇等。

(2)原因。儿童咬指甲一般与紧张和忧虑有关,经常发生在学前儿童情绪紧张、焦虑不安时,如受到批评和训斥的时候。或者因婴儿期喂养不当而不能满足学前儿童吮吸的欲望,以及缺乏环境刺激和爱抚,从而导致学前儿童以吮吸手指的方式来抑制饥饿或进行自我娱乐。

(3)矫正。培养学前儿童良好的卫生习惯,提醒学前儿童勤剪指甲、勤洗手。日常多关爱幼儿,多和幼儿交流,纠正错误时,态度和蔼,语言动作轻柔,消除学前儿童的紧张情绪。当学前儿童出现咬指甲、咬衣物等行为时,可以通过游戏、手工活动等形式分散注意力,使学前儿童忘记不良的行为;当学前儿童克制咬指甲、咬衣物等行为时,应给予表扬和鼓励。

2. 习惯性阴部摩擦

(1)表现。幼儿用手玩弄或摩擦生殖器。发生这一行为的男孩通常比女孩多。

(2)原因。生殖器局部不洁或患有疾患,如患有湿疹、蛲虫病、包茎等,引起阴部瘙痒,促使学前儿童用手去摩擦阴部,以达到止痒的目的,还有的学前儿童由于精神紧张或觉得性器官很好玩,于是就经常抚弄,逐渐形成习惯。

(3)矫正。学前儿童偶尔抚摸或玩弄自己的性器官,这在生长发育过程中属正常现象,但如果经常抚弄,就需加以纠正了。家长发现后应冷静地予以制止,正确引导,分散学前儿童对性器官的过分注意,切忌惩罚、羞辱、讥笑和恐吓孩子。要注意培养幼儿的卫生习惯,勤洗阴部,防止局部疾患和感染。幼儿衣着不要过暖,内裤不要太紧。多鼓励幼儿参加集体活动和体育锻炼。

3. 攻击性行为

(1)表现。攻击性行为也称侵犯行为,是指个体有意伤害他人的身体与精神,且不为社会规范所许可的行为。攻击性行为是学前儿童最为常见的一种品行行为障碍,到学龄期后会日渐减少。

对于学前儿童来说,攻击性行为主要表现在三个方面:一是侵犯他人的身体,踢、打、抓、咬他人;二是毁坏物品,撕、扔、踩东西;三是言语攻击,如通过讥笑、讽刺、诽谤、谩骂等方式对他人进行欺侮。有的还可表现为"人来疯",以引起他人的注意。发生攻击性行为的男孩多于女孩。

(2)原因。①疏泄情绪,保护自己。学前儿童在受到挫折时,由于缺乏自我调节的能力或社会交往的经验,为了消除紧张或维护自尊,便采取攻击他人的行为来宣泄自己的情绪或保护自己。②观察模仿的结果。行为主义心理学家认为攻击性行为是一种社会学习性行为,是通过观察别人的攻击行为模式而学习到的。③家教不当。家长溺爱孩子,造成孩子性格任性、霸道;家长怕孩子吃亏,告诫幼儿"别人要是打你,你就打他"的错误的引导。

(3)矫正。改变不当的家教方式。对孩子进行正确的引导和教育,要为孩子提供温暖、宁静、祥和的生活环境,远离暴力和不良诱因。帮助学前儿童学习如何与他人相处,如何调节自己的情绪,如何对待挫折等。在学前儿童发生攻击性行为后,教师和家长要进行干预,教育学前儿童应该遵守哪些行为规则。切忌采取体罚的方法。

4. 说谎行为

(1)表现。说谎是指儿童把和实际情况完全不相符合或者是根本没有发生过的事件,描绘得完整、确定。

(2)原因。学前儿童由于认知水平低,常把想象的东西当作现实存在的东西,把渴望得到的东西认为已经得到了,把希望发生的事情当作已经发生的事情,另外,有的幼儿则是为了得到表扬、奖励或逃避责备、惩罚,故意编造谎言。

(3)矫正。及时了解原因,确定对策。运用正面范例,选择适合学前儿童年龄特点的诚信故事或者以游戏的形式,运用榜样的力量,纠正学前儿童的说谎行为。教师和家长要言行一致,以身作则,做到"言必信,行必果",让学前儿童充分信任成人。

5. 偷窃行为

（1）表现。学前儿童经常会发生"拿"别人东西的现象，这种行为与成年人的偷窃行为不同。学前儿童尚未形成道德认知和判断，物权观念不成熟，经常认为喜欢的东西就是自己的。而这一时期如果未关注学前儿童的行为和需要，未进行较好的引导，则会将"拿"别人东西的行为发展成为偷窃行为。

（2）原因。满足生理需要，引起成人的关注。受好奇心的驱使，或者出于报复心理。

（3）矫正。信任孩子，帮助学前儿童明辨是非，跟学前儿童讲清道理，明确物权概念，鼓励学前儿童归还物品。

二、学前儿童的心理疾患

（一）多动症

多动症又称脑功能轻微失调综合征、轻微脑功能障碍综合征或注意力缺陷多动障碍。

1. 表现

易兴奋、多哭闹、睡眠差；动作不协调，做精细动作困难；注意力不集中或集中时间较短，行为无目的；情绪易激动，缺乏控制能力，好与人争吵，学习困难；存在知觉活动障碍；将"6"读成"9"，把"d"读成"b"，甚至分不清左和右，存在空间方位障碍。一些严重的患儿还可能存在残忍对待小动物的行为。

社会上很多人对多动症有误解，认为患有多动症的学前儿童的最大的特点就是喜欢动，坐不住。其实多动症患儿最突出的症状是注意力不能集中或者集中时间非常短，以致在幼儿园的课堂上不能专注听教师讲课，有学习困难；上小学后，不能独自完成作业，听不懂教师在课堂上讲的内容。

2. 原因

产前、产时或产后的轻微脑损害是造成多动症的重要因素，主要与脑外伤、难产、早产、颅内出血、窒息、某些传染病及中毒有关。城市环境污染、父母管束过于严厉或者放任、父母长期酗酒也是重要病因。

3. 矫正

以教育和心理治疗为主，有目的、有计划的行为训练较为有效。（1）心理治疗：调整家庭环境，父母要改变管束过严、动辄打骂和溺爱放任等不正确的教育方法，以消除各种紧张和刺激。严格的作息制度及增加文体活动对多动症的治疗也有积极作用。（2）视、听、动能力训练：多动症患儿常在绘画、语言、动作技能以及社会性发展等方面较正常学前儿童迟缓,因此要从改善基本的能力入手,进行训练。(3)注意力训练:包括视觉注意力训练、听觉注意力训练、动作注意力训练与混合注意力训练。

(二)孤独症

1. 表现

社会交往障碍,由于孤独、退缩、对亲人没有依恋之情,不能领会表情的含义,也不会表达自己的要求和情感。语言障碍,缄默不语或使用一种难以交流的语言,常常自言自语,无视他人。行为刻板,常以奇异、刻板的方式对待某些事物。很难适应新环境,可能伴有感知障碍、认知障碍等。

2. 原因

孕期对胎儿造成脑损伤,如:病毒感染、先兆流产、产伤等。早期生活环境影响,如缺乏情感交流、无语言交往,也是发病的诱因。

3. 矫正

(1)康复训练重点放在能力的提高上,生活自理训练、语言训练、购物训练等。(2)给患儿创造正常的生活环境,最好就读于普通幼儿园。(3)要有信心,国内外孤独症康复训练的结果表明,绝大多数孤独症患儿的症状随着年龄的增长和训练的加强,都有不同程度的改善。

针对学前儿童常见的行为问题,如何更好地向学前儿童传递"五心"(爱心、耐心、细心、关心、责任心)?

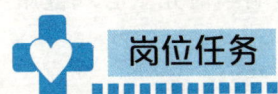

设计一个4岁的学前儿童为"迎合妈妈"而说谎的活动案例,按照小组进行此次活动方案的撰写和展示讨论。

探寻三　学前儿童心理健康教育

为什么要关注学前儿童的心理健康？

　　丞丞今年上幼儿园大班了。作为家里的独生子，家人都把丞丞当宝贝一样捧在手心，从不让丞丞做家务活。第一次担当值日生，当得知自己要承担劳动任务后，丞丞十分不情愿，用最大的嗓门哭喊着。在老师的耐心引导下，丞丞勉强接受了任务。一大早，丞丞在老师的帮助下完成了教室清洁，老师给丞丞戴上了"值日生"的绶带，配上一朵大红花，并拍照贴在宣传黑板上留念，丞丞高兴坏了，兴奋地大声说："老师，下次我还要当值日生！"

　　为什么丞丞开始接受并喜欢当值日生了？

一、影响学前儿童心理健康的因素

我们从"生理—心理—环境—生活方式"多维的角度来探讨影响学前儿童心理健康的因素。

（一）生理因素

1. 遗传因素

许多遗传病都会导致智力缺陷。如果因遗传而使学前儿童躯体受损或躯体发育产生障碍，尤其是脑受损或脑发育障碍，则不仅会影响学前儿童身体的正常发育和健康，还会导致学前儿童出现某些不正常的心理活动，从而引起学前儿童出现各种心理问题。

2. 非遗传因素

即使遗传因素正常，一些物理性、化学性、生物性等有害因素也会影响胎儿或婴幼儿的脑神经系统发育，从而造成心理的发展异常。如：妊娠早期受致畸因素（病毒感染、放射线、不良药物、烟、酒等）的影响，胎儿有可能发生先天畸形。胎儿期母亲营养不良，或妊娠合并各种疾病，都可能对胎儿的脑造成损伤，使学前儿童出现行为问题。

外伤引起的脑震荡、蚊虫传播的乙型脑炎、脑膜炎双球菌引起的流行性脑脊髓膜炎等，均可影响学前儿童的智力，诱发学前儿童出现一系列行为问题。

3. 感觉统合失调

感觉统合失调是指儿童无法把从视觉器官、听觉器官、嗅觉器官、味觉器官、触觉器官以及前庭器官等处获取的信息进行有效的管理，以致影响大脑对上述信息的认知和判断。

感觉统合失调的学前儿童动作不灵活、好动、很难安静；语言发育迟缓、反应过强或迟钝、敏感等。孩子上学后很容易出现学习障碍，动作笨拙，手眼协调差等。

在日常生活中，家长和教师不要溺爱和不信任学前儿童，要尽量创造条件让学前儿童在与人交往和沟通的过程中，刺激、调整、强化自己的各类统合能力。学前儿童应尽可能参加体育活动，这对于治疗感觉统合失调很有益处。

（二）心理因素

心理因素包括气质、性格、情绪和自我意识等。如自卑和过分的敏感等通常主要受心理因素的影响。

（三）环境因素

1. 家庭环境

家庭是对学前儿童心理健康影响最大的环境因素。父母是儿童的第一任老师，父母对待儿童的态度是最为关键的。父母的性格良好、家庭气氛和睦愉悦、教养方式得当，则让孩子感到安全、幸福，易于培养孩子的独立性、自信心以及较强的社会适应能力，有利于孩子心理的健康成长；反之，孩子倘若长期生活在感情不和睦的家庭，父母性情暴烈、心理素质差、争吵不断，把恐惧、悲观等负面情绪带给孩子，经常冷落、训斥和体罚孩子，则易使孩子形成孤僻、冷漠、焦虑的性格特征，影响孩子的心理健康。

2. 托幼园所

托幼机构是对学前儿童进行保育、教养的社会场所，是儿童成长的第二环境，对儿童的社会适应性行为的形成具有深远的影响力。因此，托幼机构必须具备严格的行业规范要求，从业者不仅需要掌握专业的知识和技能，还必须具有较高的职业道德和职业素养。

儿童年龄小，生活能力差，对教师会产生很大的依赖感。如果儿童与教师之间关系和谐，儿童能够得到教师的尊重、关心和爱，儿童就会有安全感、满足感，并得以健康地发展。如果教师的情绪不稳定，偏心、冷漠、缺乏爱心等都会导致儿童心理紧张，对周围环境无所适从。

除了教师方面的因素外,托幼园所的文化氛围、物质环境、人员素质、教育教养的方法和措施,都会成为影响儿童心理健康的重要因素。

3. 自然环境

自然环境因素包括化学因素、物理因素和生物因素。如水源污染、辐射和噪声等,都会对学前儿童的心理健康产生影响。

(四)生活方式

与学前儿童接触的任何人、任何事物,如小伙伴、电视、食物、衣物等都会潜移默化地影响学前儿童的心理健康。

二、维护和促进学前儿童心理健康的措施

(一)创设良好环境,促进学前儿童健康成长

环境是重要的教育资源,能对学前儿童产生熏陶、感染作用,对学前儿童起到"无声胜有声"的独特教育效果。因此,为学前儿童创设宽松、舒适、温馨的环境十分必要。无论是家长还是教师,都要提高自身的心理素质,用健康的心理影响学前儿童。

(二)开展心理咨询,加强保健措施

托幼园所最好能建立专门的心理咨询室和园所线上咨询服务平台,给学前儿童及家长提供一个咨询场地。可通过筛查、观察等方式,及早发现有心理障碍的学前儿童,给予帮助和矫治。

(三)开展各项活动,进行心理健康教育

首先,培养学前儿童的良好的生活习惯。让学前儿童能保持情绪稳定,生活规律。

其次,帮助学前儿童学会调节自己的情绪。当学前儿童受到挫折和委屈时,家长和教师要让学前儿童通过合理的方式宣泄,以减轻心理上的压力,不能采取极端的方式,如打架、骂人、摔东西等。

再次,帮助学前儿童学习社会交往技能。在生活中对学前儿童进行移情教育,引导学前儿童多设身处地为别人着想,注意"自己的行为给别人带来的影响",多为学前儿童创造合作机会,让学前儿童懂得主动分享。

最后,定期开展性教育,通过讲故事、做游戏的方式,让学前儿童懂得性器官也是自己身体的一部分,学会爱护自己的身体。

(四)加强家园协作,增强教育合力

重视家庭环境的教育和影响、密切家园协作至关重要。托幼园所可通过举办心理健康讲座、交流讨论等多种途径,向家长宣传心理健康教育的基本知识和重要意义,让每个家长都主动重视学前儿童的心理健康。

总之,学前儿童心理健康教育既要面向全体,促进全体学前儿童的心理健康,又要关注少数学前儿童;既要重视专门的心理健康教育活动,又要将心理健康教育渗透到生活的方方面面;既需要托幼园所高度重视,又需要家庭、社会的关注和参与。只有多方共同努力,才能取得良好的教育效果,真正维护学前儿童的心理健康。

作为未来的学前儿童教师,你应如何在工作中向学前儿童传递爱心和关怀?

为学前儿童的家长开一个以学前儿童心理问题为主题的讲座,制定你的讲座计划与内容,并与大家分享。

主题 4　幼儿园活动的卫生保健

本主题从有利于学前儿童身心健康发展的目的出发,介绍了合理安排幼儿园生活制度的科学依据,提出了科学合理地安排幼儿园生活活动、教育活动的要求,并明确了学前儿童一日生活各环节的卫生要求,使学生理解合理安排学前儿童一日生活的原则和要求,熟悉并掌握卫生保健工作的各项技能。

通过本主题的学习,你能够

1. 理解制定幼儿园生活制度的意义;
2. 熟练掌握学前儿童一日生活各环节的卫生要求及操作要领;
3. 掌握幼儿园教育活动中各个环节的卫生保健技能。

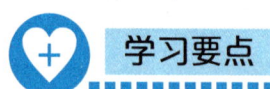

幼儿园活动的卫生保健
- 幼儿园的生活制度
  - 制定幼儿园生活制度的意义
  - 制定幼儿园生活制度的原则
  - 执行幼儿园生活制度的注意事项
  - 幼儿园一日生活安排
- 幼儿园生活活动的卫生保健——学前儿童一日生活各环节保健
- 幼儿园教学活动的卫生保健

探寻一　幼儿园的生活制度

幼儿园需要什么样的生活制度？建立生活制度有哪些意义？

中午户外活动后,王老师像往常一样安排幼儿洗手。"大家把袖子卷起来,擦肥皂,手心搓搓,手背搓搓,十个手指交叉搓搓,肥皂冲掉甩甩干。"等幼儿洗完手后,王老师则快速地洗了洗手,正准备离开时,门口传来了幼儿稚嫩的声音:"老师,你没有手背搓搓,还没有甩甩干。"听到幼儿认真地说出这句话时,王老师呆住了,一时之间不知该怎么回答,只能尴尬地笑着说:"哦,老师的手不是很脏,简单洗一下就好了。"幼儿听了王老师的解释,似懂非懂地点点头走开了。

请问:培养幼儿良好生活卫生习惯的基本原则有哪些?案例中王老师的做法违背了什么原则?

一、幼儿园生活制度的制定与执行

合理的一日生活制度是根据幼儿园的保教目标和幼儿的年龄特点以及季节、地理环境、习俗、交通状况等因素,将幼儿一日生活的主要环节,包括入园、晨间锻炼、学习、游戏、进餐、盥洗、如厕、午睡、散步、户外活动、离园等的时间、顺序、次数和间隔进行合理安排,以保证幼儿一日生活有规律进行的制度。

(一)制定幼儿园生活制度的意义

制定合理的生活制度,不仅能使儿童劳逸结合,充分满足儿童生理和生活方面的需要,还能促使儿童养成良好的生活习惯,提高各个生活环节的活动效率,同时有利于托幼园所各项工作有计划、有步骤地进行。

1. 合理的生活制度能保护学前儿童神经系统的正常发育

学前儿童的神经细胞还不够成熟,在一定时间的活动后,就会因大脑皮层某一个区域的兴奋扩散而感到疲劳。因此,在学前儿童活动安排上要注意动静交替,多交换活动的内容和方式,使大脑皮层各个区域轮流活动,轮流休息,使学前儿童神经系统得到正常的发育。

2. 合理的生活制度能保护学前儿童消化系统的功能

学前儿童的消化系统发育尚未成熟,消化能力弱,胃容量小,但每天的蛋白质需求量相对比成人多。制定合理的进餐次数和间隔时间,能保证学前儿童很好地进行消化吸收,满足身体对营养的需要。

3. 合理的生活制度能培养学前儿童良好的生活习惯

学前儿童将一日活动按一定的时间和顺序重复多次后,就能在大脑皮质上建立时间和程序的条件反射,形成习惯,这样幼儿就会知道要按时做某事,且做起来也会感到轻松愉快。由此可见,建立合理的生活制度有利于学前儿童养成自觉、迅速、及时地完成每日常规活动的好习惯。

4. 合理的生活制度是保教人员做好工作的依据

托幼园所是集体生活的场所,儿童人数多,年龄又不一样,合理的生活制度就成为保教人员对不同年龄的学前儿童进行不同教育和护理的工作依据。

(二)制定幼儿园生活制度的原则

1. 根据学前儿童的年龄特点制定

学前儿童正处于生长发育期,各器官功能还不够完善,不同年龄的学前儿童在生长发育上也存在较大的差异。因此,幼儿园生活制度必须符合学前儿童的不同年龄特点,年龄越小,同一类型活动的持续时间越短,活动量越小。

2. 根据学前儿童大脑皮层机能活动的特点制定

在组织和安排学前儿童活动时,应注意从易到难,逐渐增加活动的难度和强度,将难度最大的任务安排在学前儿童大脑皮层高度兴奋时完成。

3. 根据园所地区特点和季节变化

我国地域辽阔,具有较大的南北气候差异和东西时间差异。托幼园所在制定生活制度时,应根据本地区的地理特征和本园的具体情况,体现地区差异,同时应考虑不同季节的特点,对生活制度的部分环节作出相应的调整。如夏冬季的户外活动时间应有所差别。

4. 根据家长的需要制定

托幼园所既要促进儿童的身心发展,又要解决家长的后顾之忧。因此,在制定生活制度时,幼儿园应适当考虑家长的需要,合理安排幼儿入园和离园的时间,使学前儿童的家庭生活与托幼园所的生活相衔接。

(三)执行幼儿园生活制度的注意事项

1. 严格遵守制度

幼儿园的生活制度一旦制定,教师应该严格遵守,并持之以恒,不得随意更改或草率执行,以保证学前儿童在幼儿园内有规律地生活。

2. 照顾个体差异

在执行幼儿园生活制度的过程中,教师应该考虑学前儿童的个体差异,做到一般管理和个别照顾相结合。特别是对体弱多病、有生理缺陷和心理障碍的学前儿童,要给予特殊照顾。如当气温变化时,应先给体弱儿童增减衣物;午睡时,应先让年龄小、体质差、有生理缺陷和心理障碍的学前儿童上床;在活动时,注意不要让体弱儿童过度疲劳等。

3. 家园同步执行

幼儿园教师要争取家长的配合,尽量使学前儿童在家的作息时间与在幼儿园的生活安排一致,做到家园同步执行。特别是在节假日,家长更要安排好学前儿童的一日生活,如按时睡觉、起床、进餐等,保证生活规律,以促进学前儿童健康地成长。

二、幼儿园一日生活安排

表 4-1　某幼儿园一日生活安排表

时间	活动
7:40—8:00	入园、晨检
8:00—8:45	晨间活动、早操
8:45—9:05	早点、个人卫生
9:05—10:00	教学活动
10:00—10:40	游戏、户外活动
10:40—11:00	餐前准备
11:00—12:00	午餐
12:00—12:20	饭后散步
12:20—14:30	午睡
14:30—15:00	起床、盥洗
15:00—15:30	午点
15:30—16:30	游戏、户外活动
16:30—17:50	幼儿离园

如果你是幼儿园教师,听到有家长抱怨幼儿园生活制度不合理,学前儿童午休时间有 2~3 个小时,时间太长了,你该如何向家长解释?

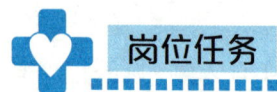

请结合本地区实际情况,拟定一份幼儿园冬季生活作息制度表。

探寻二　幼儿园生活活动的卫生保健

学前儿童一日生活有哪些基本环节?

幼儿园的李老师每天早上接待幼儿入园时,她都会提前在教室门口等候。等家长将幼儿送到李老师身边时,李老师会拉着幼儿的手,然后抚摸幼儿的额头、耳后和衣服口袋等地方。

请问:李老师为什么要拉幼儿的手,还要抚摸幼儿的额头、耳后和衣服口袋等地方呢?

《3~6岁儿童学习与发展指南》中指出:幼儿的学习是以直接经验为基础,在游戏和日常生活中进行的。要珍视游戏和生活的独特价值,创设丰富的教育环境,合理安排一日生活,最大限度地支持和满足幼儿通过直接感知、实际操作和亲身体验获取经验的需要。

生活活动是指学前儿童在幼儿园的全部生活实践,包括物质生活活动和精神生活活动。幼儿园生活活动是指入园、晨检、晨间活动、早操、进餐、喝水、盥洗、如厕、睡眠、户外活动、离园等,是满足幼儿基本需要的活动。生活活动贯穿在一日生活中,对幼儿的身心发展起着重要作用。

保教人员只有重视一日生活的每个环节,明确其中的教育价值,才能有效地将教育灵活地渗透到一日生活中,才能帮助学前儿童逐步养成良好的生活与卫生习惯,这对于学前儿童的健康成长乃至一生的健康发展都具有重要而深远的意义。

一、入园

(一)卫生要求

在学前儿童来园之前,教师要先做好活动室的通风和清洁工作。教师要以热情、亲切的态度接待幼儿,要与幼儿相互问好。教师的情绪态度对幼儿有很大的感染作用,要让幼儿感到亲切、温暖,感到教师喜欢他、等待他、欢迎他。

(二)操作要领

教师应有礼貌地向家长问好,用简洁的语言向家长了解幼儿在家的情况,听取家长的要求和意见。

教师应利用晨间接待的机会,与幼儿亲切交谈,有计划地进行个别教育,对个别性格孤僻的幼儿要具体关照,给予帮助。

二、晨检

(一)卫生要求

每一位学前儿童来园时,都要接受晨间检查,保健教师要掌握全园学前儿童的健康状况,发现可疑情况要及早诊治,必要时应采取隔离措施。

(二)操作要领

教师对本班学前儿童进行晨间检查的步骤为:一问、二摸、三看、四查。

1. 一问

向家长询问幼儿在家的生活情况,了解幼儿的饮食、睡眠、大小便等情况。

2. 二摸

摸摸幼儿的额头和手心,看幼儿是否有发热现象;摸摸幼儿的颌下、耳后、颈部,看幼儿是否有淋巴结肿大等情况。

3. 三看

观察幼儿的精神状态、眼神、皮肤等有无异常,有没有传染病的早期表现,有无皮疹等。

4. 四查

检查幼儿的口袋里是否有不安全的物品或食品,如小刀、弹弓、别针、钉子、玻璃、花生等。

主题4 幼儿园活动的卫生保健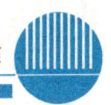

在晨检中如发现异常情况,保健教师要建议家长及时带儿童去正规医院诊治,必要时应采取隔离措施。儿童有晨检异常的情况要及时做好记录。

三、晨间活动

(一)卫生要求

晨间活动有助于学前儿童大脑皮层尽快进入兴奋状态,精神抖擞地开始一天的生活。教师要注意晨间活动的形式变化,激发每一位幼儿参加活动的积极性。晨间活动的运动量不宜过大,让幼儿逐步从安静状态过渡到一定程度的兴奋状态,若运动量过大则会使幼儿很快产生疲劳,反而妨碍一天的正常生活。晨间活动包括室内活动和室外活动两种形式,主要是室外活动,如遇天气不好时,可安排在室内活动。晨间活动以操作材料及游戏为主。

(二)操作要领

在户外开展的晨间活动以体育活动或游戏为主。教师应根据季节、气温的变化,灵活设置运动场地(如冬天尽量选择在阳光照射下活动,夏天在阴凉的场地活动)。教师根据幼儿年龄特点设计丰富的体育活动或游戏内容,如"一物多玩"的晨间锻炼活动,为幼儿提供多种活动材料,如跳绳、皮球、呼啦圈等。

四、早操

(一)卫生要求

幼儿园早操主要是徒手操和轻器械操(如棍棒、花环、红旗、哑铃等),也可以进行律动练习或跳集体舞。

教师应根据幼儿年龄特点编排小、中、大班的早操并选配合适的音乐。如小班主要是徒手操和模仿操;中、大班主要是徒手操和轻器械操。

(二)操作要领

领操人所站的位置必须是全体幼儿都能看到的地方。领操人面向幼儿,动作应该与幼儿动作相反。早操中的每个动作都必须做得正确到位,只有这样才能达到锻炼身体的目的。

五、进餐

(一)卫生要求

托幼机构要制定合理的饮食制度,幼儿进餐必须定时定量,开饭要准时,两餐间隔时间一般为3～4小时,保证幼儿进餐时既有食欲,又不至于过分饥饿。

(二)操作要领

1. 进餐前做好准备工作

用消毒抹布擦洗餐桌,准备好餐具;安排幼儿用流动水洗手;进餐前半小时内不做剧烈运动。教师可组织幼儿进行安静的游戏,或对当日的菜肴作简要介绍,激发幼儿的食欲。

2. 进餐时做好组织工作

按时开饭,学前儿童进餐时间不应少于30分钟,保证每个幼儿吃饱;不催促幼儿吃饭,引导幼儿不偏食、不挑食,提醒幼儿细嚼慢咽;吃饭时保持桌面、地面清洁卫生;应让幼儿精神愉快、安静地就餐,不在进餐过程中处理问题或批评幼儿;注意培养幼儿良好的进餐习惯;仔细观察幼儿的进餐行为,精心照顾每一个幼儿,发现幼儿情绪低落、食欲较差时要了解原因,及时处理。

3. 进餐后做好整理工作

教育幼儿用餐后把餐具放在指定的地方,把椅子放好,轻轻地离开餐桌。组织幼儿擦嘴洗手,并安静活动15分钟后午睡;打扫并整理活动室。

六、喝水

(一)卫生要求

应培养幼儿主动饮水的习惯,确保幼儿每天饮用足够的水。学前儿童每日每千克体重水的需要量:1岁以下,110～155 mL;1～3岁,100～155 mL;4～6岁,90～110 mL。特别提醒,剧烈活动后,应等幼儿身体恢复平静后,再喝水。

(二)操作要领

水温应符合幼儿的安全需要(滴在成人手背上不烫);学前儿童喝水的杯具应该专人专用,水杯、杯柜、水桶要按规范进行消毒;取放水杯时,手要洗净,抓杯把;杯柜应用清洁的布帘遮挡;经常检查杯柜上的标签是否完好。

七、盥洗

(一)卫生要求

幼儿饭前、便后及手脏时用肥皂或洗手液洗手;养成早晚刷牙的习惯;盥洗应使用流动水,盥洗用具专人专用;毛巾、杯子每天消毒。教师要培养幼儿良好的盥洗习惯,要教会新入园的幼儿洗手、刷牙和洗脸的方法。

(二)操作要领

1. 洗手的顺序

卷袖口,用水把手打湿、擦肥皂,反复搓洗手指、手心、手背,直至搓出泡沫,用流动水冲干净。下面介绍七步洗手法。第一步(内):洗手掌,流水湿润双手,涂抹洗手液或肥皂,掌心相对,手指并拢相互揉搓。第二步(外):洗背侧指缝,手心对手背沿指缝相互揉搓,双手交换进行。第三步(夹):洗掌侧指缝,掌心相对,双手交叉沿指缝相互揉搓。第四步(弓):洗指背,弯曲各手指关节,半握拳把指背放在另一手掌心旋转揉搓,双手交换进行。第五步(大):洗拇指,一只手握另一只手大拇指旋转揉搓,双手交换进行。第六步(立):洗指尖,弯曲各手指关节,把指尖合拢在另一手掌心旋转揉搓,双手交换进行。第七步(腕):洗手腕、手臂,揉搓手腕、手臂,双手交换进行。

2. 洗脸的顺序

把手洗干净后,先洗眼睛,整个脸庞,再洗嘴巴、鼻子,最后洗耳朵和脖子。用毛巾擦干后,把毛巾挂回原处。

八、如厕

(一)卫生要求

应有计划、有步骤地培养幼儿每天按时排便的习惯,不强制幼儿大小便,不应让幼儿蹲或坐的时间过长,严禁以坐盆惩罚幼儿。对不小心尿湿裤子或床的幼儿应予以理解,不指责,消除其紧张感。要及时提醒幼儿如厕,避免因憋尿、憋便而导致的排尿困难、感染和便秘。注意培养幼儿良好的排泄习惯。

(二)操作要领

对中、大班儿童,可教便后擦拭干净的方法,擦屁股要由前往后擦。仔细观察儿童排尿、排便情况,发现儿童有尿频、尿痛、血尿以及便秘、腹泻等问题,建议家长带孩子去医院检查。

九、睡眠

(一)卫生要求

幼儿年龄越小,需要的睡眠越多(一般午休时间 2 小时左右)。要根据季节和气温的变化,及时更换被褥,被褥要经常曝晒。

(二)操作要领

1. 睡眠前的准备

睡前不做剧烈运动,提醒幼儿排尿,检查幼儿的衣袋,防止幼儿将小物品带到床上玩耍;为幼儿准备舒适的环境,睡房需保持适宜的温度和湿度,可根据情况开窗通风;确保环境安静和寝具舒适,睡房内光线宜较暗,以保证幼儿高质量的睡眠;注意保持幼儿轻松愉快的情绪,不批评或恐吓幼儿;可让体质弱、动作慢或年龄小的幼儿提前睡觉,而精力旺盛、体质好的幼儿则稍晚一点睡觉。

2. 睡眠时的管理

要注意培养幼儿良好的睡眠习惯,掌握幼儿排尿的规律,及时提醒幼儿排尿。在幼儿睡眠过程中,教师还应注意观察每一个幼儿的情况,一方面要注意幼儿被子是否盖好、睡姿是否正确等;另一方面,还应注意观察幼儿健康状况,及时发现突发疾病的幼儿。

3. 教会幼儿自己穿、脱衣服

脱衣服的顺序:先脱鞋、脱裤子,再脱袜子,最后脱上衣,把脱下的衣服叠好,按脱下时的顺序放在固定的地方。脱去的衣服厚度可根据室温而定。

穿衣服的顺序:先穿毛衣,再穿袜子、裤子、外衣,最后穿鞋。

十、户外活动

(一)卫生要求

户外活动可使幼儿呼吸到清新的空气,接触阳光和大自然,有利于幼儿的身心健康,减少呼吸道感染。幼儿若成天待在室内,没有足够的紫外线照射,容易发生佝偻病,机体的抵抗力也会下降。因此,全日制幼儿园每天应组织 2 小时以上的户外活动,寄宿制幼儿园每天应组织 3 小时以上的户外活动。户外活动不仅要在温暖季节进行,还要在寒冷季节进行。

(二)操作要领

活动内容要因年龄而异;活动量要适宜;注意预防运动创伤;根据季节和天气情况

适当调整户外活动。如冬季活动时间可安排在上午 10 点左右；夏季活动时间可安排在上午 8 点左右。若遇到雾霾天气，则应取消户外活动。

儿童在运动时应穿衣得当，做好放松和器械整理工作。

教师、保育员要及时擦拭学前儿童身上的汗液，根据需要调节空调温度，适时给学前儿童增减衣物。

十一、离园

（一）卫生要求

幼儿离园时，教师要组织幼儿安静活动，应提醒幼儿洗手、洗脸，检查幼儿是否穿好衣服和鞋袜。

（二）操作要领

清点学前儿童人数；引导幼儿清理自己的物品并将幼儿交给家长，幼儿当日有身体不适或其他特殊情况应立即向家长汇报；幼儿全部离园后，教师与其他工作人员应将室内打扫干净，关闭电源，关好门窗。

以上就是幼儿园一日生活各环节的卫生保健知识和技能要点。幼儿园是实施保育和教育工作的机构，为了更好地开展保育工作，促进幼儿身心健康发展，教师要树立保教并重的理念，尊重幼儿身心发展的特点和规律，严格执行生活保健制度。幼儿园应以促进幼儿健康发展为核心，将保育工作融于幼儿一日生活之中，帮助幼儿养成良好的生活习惯，促进幼儿一生健康发展。

在幼儿园进行一日生活活动卫生保健的时候，教师要具备哪些职业素养？

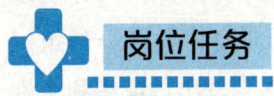

在幼儿园保育教师的指导下，进行各环节保育工作实践并完成实训报告。

探寻三　幼儿园教学活动的卫生保健

幼儿园教学活动与小学教学活动有什么不同？

最近，王老师经常听到芳芳的妈妈抱怨说："我家芳芳在家很顽皮，也不讲卫生，请老师帮忙管一管吧。"在幼儿园教学活动中，芳芳总是表现得胆小内向，与老师、同伴的交流缺乏主动性，上课时注意力也不集中，经常玩弄文具，斜坐在座位上。

请问：如果你是王老师，针对这样的情况，你会如何处理？

《幼儿园教育指导纲要（试行）》中指出，幼儿园要"开展丰富多彩的户外游戏和体育活动，培养幼儿参加体育活动的兴趣和习惯，增强体质，提高对环境的适应能力"。

幼儿园的教育活动可分为教学活动和游戏活动两大类。

幼儿园教学活动是幼儿园教师立足于教学目标、教学任务和教学内容来组织和实施教育活动的过程，教学的本质特征决定了教学活动是与游戏活动不同的教育活动。

一、体育教学活动卫生保健

幼儿园应根据幼儿的年龄特征和个体差异，对体育教学活动的目标、内容、方法以及体育设施、用具和其他外界环境提出相应的卫生学要求，发展幼儿身体各部分的组织和功能，增强幼儿的体质，使之更好地适应外界环境，促进其动作技能、智力、情绪和个性的健康发展。

（一）体育教学活动的卫生学原则

1. 全面性

幼儿园进行体育教学活动的目的是促进幼儿身体各器官、各系统的正常发育。因此，幼儿园应对走、跑、跳、投掷、攀登、平衡、体操等各种教学内容进行科学搭配，在教学中注重发展幼儿的平衡性、灵敏性等,体现全面性原则。

2. 循序渐进性

在体育教学活动中应有计划、有步骤地增加体育活动的运动量和运动的复杂程度,按照由少到多、由易到难的原则,循序渐进地逐步提高。

3. 区别性

在实施体育教学时,教师不仅要考虑幼儿的年龄特征,还要考虑幼儿的个体差异。每位幼儿的健康状况、体质条件、家庭生活环境、营养状况、运动能力等各不相同,教师应区别对待。

4. 与游戏相结合

在幼儿园的体育教学活动中应实现教学与游戏的结合,从幼儿的年龄特点出发,使体育活动与幼儿的发展水平和需要相适应,使每个幼儿的身体潜能得到充分的发掘。

(二)体育教学活动的实施途径和方法

1. 利用自然因素实施体育活动

空气、阳光和水与幼儿的生活息息相关,教师利用这些对幼儿实施体育教学,既能锻炼幼儿的体格,增强幼儿的抵抗力,磨炼幼儿的意志,又能增强幼儿对自然环境的适应能力。

2. 有目的、有计划、有系统地教授

在组织体育活动时,教师应注意活动量。活动量过小,达不到体育教学目标;活动量过大,易造成幼儿过度疲劳。

3. 教师应帮助、指导幼儿在运动中获得成功

幼儿应在参与运动中产生的良好的情绪体验,从而更好地培养对体育的爱好。体育活动和户外活动结束后,教师应组织幼儿排队并清点人数。

(三)体育教学活动的注意事项

1. 活动内容要因年龄而异

幼儿园中的幼儿年龄大小不同,教师要根据幼儿年龄,合理安排体育教学活动,活动内容要体现出差异性。

2. 活动量要适宜

体育活动的活动量取决于体育活动的强度、密度和时间三个因素。活动强度常用脉搏(或心率)在活动中的变化及活动后幼儿的恢复情况作为指标进行判断和评价。活动密度指幼儿实际进行动作练习的时间与活动所需的总时间的比值,可用以下公式表示。

活动密度＝（实际活动时间/活动总时间）×100％

幼儿体育活动量一般要求低强度、高密度，时间不要太长。如果学前儿童在体育活动中精神振奋、心情愉快、注意力集中，活动后睡眠良好，食欲增加，没有出现面色苍白、大量出汗、恶心呕吐等现象，一般认为体育活动的活动量是适宜的。

3.注意预防运动创伤

注意学前儿童体育活动场地、设备和器材的安全性能的检查；在体育活动前，加强对学前儿童身体和心理状态的调整，做好准备工作；在体育活动中，掌握适当的体育运动量，做好儿童基本动作的训练，并做好运动保护工作。

4.根据季节和气候情况，适当调整户外活动

如冬季活动时间安排在上午10点左右，夏季活动时间安排在上午8点左右。如遇到雾霾天气，则应取消户外活动。

5.学前儿童在运动时穿衣应尽量得当

衣服过紧不利于运动时动作的舒展，也不利于血液的循环；衣服过松会影响运动质量，易发生意外事故。

6.活动后应组织学前儿童做好放松和整理活动

教师、保育员要及时擦拭学前儿童身上的汗液，根据需要调节空调温度，给学前儿童增减衣服。运动后要做好器械的整理工作。

二、阅读活动的卫生保健

阅读是一种学习活动。阅读时，学前儿童的姿势、眼睛与书本的距离、阅读的持续时间、读物的选择都会影响学前儿童的健康。

（一）足够的照明

阅读环境要有足够的照度，一般不低于50勒克斯。阅读时光线宜从阅读者左上方射入，以免产生阴影。室内光线应分布均匀、不炫目，避免让学前儿童在直射的阳光下阅读。

（二）适当的距离

阅读时，学前儿童的眼睛与书本的距离要保持在35～40厘米。为避免引起幼儿眼睛与颈部肌肉的疲劳，教师应指导学前儿童将书本与水平面保持一定的角度。

（三）正确的姿势

阅读时，保持脊柱正直，头部不过于前倾，前胸与桌缘保持约一拳的距离，大腿放平，双脚着地。身体重心稳妥地落在坐骨与倚靠背的支撑点范围内。

(四) 适合的读物

选择色彩鲜明、图像清晰、纸张坚韧洁白、无反光的读物。图书易沾染病菌,应经常消毒。

三、音乐活动的卫生保健

唱歌是声带和肺部的活动,教师在组织幼儿进行音乐活动时应注意多方面的问题,如歌唱的环境、姿势、曲目、时长等,同时,活动时要预防幼儿呼吸系统疾病和声带疲劳、损伤。具体包括以下几方面。

(一) 清新的环境

托幼园所应提供一个空气清新、湿润、温度适宜的歌唱环境,以免诱发幼儿的呼吸道炎症。

(二) 正确的姿势

唱歌以立姿为宜,昂首挺胸,以保证胸腔和膈肌的充分活动。正确的唱歌姿势是:身体重量均匀地分配在两腿上,重心稍前,挺胸,两肩稍向后,双手自然下垂在身体的两侧,头部保持正直。

(三) 适合的歌曲

为了保护幼儿声带,在活动中,教师应选择音域合适的歌曲,音域太高或太低都会使幼儿感到困难,造成声带疲劳。

(四) 适宜的时间

持续唱歌的时间不宜过长,通常以4~5分钟为宜。学前儿童唱歌一段时间后应稍作休息,避免长时间大声唱歌或喊叫。当幼儿喉部疲劳或有炎症时,教师应禁止幼儿唱歌,直至咽喉机能完全恢复。

(五) 保护幼儿嗓子

避免食用过多的冷饮及辛辣食物。

四、绘画、写字卫生保健

学前儿童在绘画、写字时,除了有大脑皮层、视觉分析器官和维持姿势的肌肉群参加活动外,还有腕关节和指掌关节的肌肉活动,以及前臂和肩部的活动。教师应注意幼儿绘画、写字的持续时间、握笔姿势、所用材料以及用眼卫生等方面的问题。具体包括以下几方面。

(一)适当的时间

学前儿童绘画、写字的持续时间不宜过长,以 5～10 分钟为宜。

(二)正确的姿势

学前儿童在绘画、写字时,教师要引导掌握正确的握笔姿势,拿笔时食指应比大拇指低,笔杆和纸张角度约为 60°。学前儿童的坐姿、身体与桌缘的距离、照明要求与阅读的要求一致。

(三)用具安全

学前儿童在绘画、写字时所用的铅笔、油画棒或其他用具应安全、无毒。铅笔以圆形笔杆为宜,笔杆切勿过细,以免造成学前儿童绘画、写字困难。

五、游戏活动的卫生保健

游戏为学前儿童提供了表达或疏泄情绪、表现自我、消除心理紧张的理想途径。托幼园所游戏活动最重要的卫生保健,是教师要正确认识学前儿童游戏的本质特征,充分实现游戏活动的保健价值,并注意游戏的时间、场地、玩具材料及安全问题。组织游戏活动的基本要求包括以下几方面。

(一)选择合适的游戏场所

游戏场所要通风良好、空气清新,采光或照明良好,最好设置在户外,以增强幼儿对外界环境的适应能力,促进幼儿的新陈代谢。

(二)保证合理的户外游戏活动时间

学前儿童在春、夏、秋三个季节的每天户外活动时间为 3～4 小时,夏季阳光太强时,可选择在树荫或凉棚下活动。冬季户外活动时间不少于 2 小时,其中 1 小时为体育活动。

(三)游戏场地应保持清洁、安全

游戏活动前可根据需要洒水或湿擦地板,以免尘土飞扬,同时应平整场地,认真检查玩具、器械及场地的安全性与卫生条件,确保游戏场地周围无危险物,附近没有会导致意外事故发生的物品。

(四)游戏中注意安全保护

教师在指导学前儿童开展游戏活动前,要加强对学前儿童的安全教育;在活动开展过程中,要加强对学前儿童的监督、照顾和保护,以免学前儿童发生意外事故。

(五)游戏前的准备

教师应根据游戏类型、内容和气温情况为学前儿童增减衣服,以免儿童着凉或受热。

(六)玩具与材料的准备

教师要经常对学前儿童在游戏中使用的玩具和材料进行消毒,以免感染细菌或病毒,传播疾病。

(七)要注意保持学前儿童的愉快情绪

游戏可以增长学前儿童的知识,使学前儿童发展自己的兴趣爱好,保持长久的愉快情绪,有助于学前儿童更好地投入学习中,从而发挥游戏的最大效用。

如何让学前儿童树立教学活动的卫生保健意识,提高学前儿童自我卫生保健的能力?

观摩幼儿园保育教师在教学活动、游戏活动、体育活动的卫生保健内容,并完成报告。

主题 5　学前儿童营养与膳食卫生

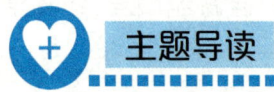

学前儿童处于生长发育的关键时期,保证学前儿童的营养均衡是学前儿童健康成长的前提。通过本主题学习,你能了解学前儿童的营养需求,掌握学前儿童膳食的选择及配制知识,掌握学前儿童的膳食卫生要求。这些是未来幼儿教师应该学习的基础知识。

通过本主题的学习,你能够

1. 了解学前儿童的营养需求;
2. 掌握学前儿童膳食的选择及配制知识;
3. 掌握学前儿童的膳食卫生要求;
4. 具备编制幼儿园一周食谱的专业技能;
5. 学会并能配合家长培养学前儿童良好的饮食习惯。

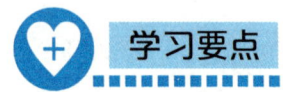

学前儿童营养与膳食卫生
- 学前儿童的营养需求
  - 营养与营养素
  - 学前儿童对六大营养素的需求
  - 学前儿童对热能的需求
- 学前儿童膳食的选择及配制
  - 合理膳食
  - 学前儿童膳食的年龄特点
  - 学前儿童膳食的配制原则
  - 学前儿童食谱编制
  - 学前儿童膳食的评价
- 学前儿童膳食管理的卫生要求
  - 学前儿童膳食安全
  - 厨房卫生

探寻一　学前儿童的营养需求

你了解营养素吗?

月月今天跟随保健老师统计幼儿园各个班级小朋友的营养情况。月月认为现在生活条件提高了,应该不会有营养不良的小朋友。可是看到数据以后她吓了一跳,原来有好几例营养不良的个案,甚至一个班级中有两三个营养不良的幼儿。月月有点疑惑:现在家长都重视幼儿的营养,甚至会买各种各样的保健品来补充幼儿的营养,为什么幼儿还会出现营养不良的情况呢?

一、营养与营养素

广义的营养是指机体摄取食物,经过消化、吸收和利用,以满足生理需要,维持正常生长、发育的生物学过程;狭义的营养是指食物中营养素含量和质量。

营养素是指维持人体生存与健康、保证生长发育和生命活动所必需的营养成分,它对人体的作用主要有构成机体成分、提供所需热能、调节生理机能三个方面。已知的人体必需的营养素有四十多种,主要分为蛋白质、脂肪、碳水化合物(也称糖类)、无机盐、维生素和水六大类。其中,蛋白质、脂肪、碳水化合物能为机体提供所需的能量,也被称为产能营养素;无机盐、维生素和水被称为非产能营养素。

二、学前儿童对六大营养素的需求

(一)蛋白质

蛋白质是生命体的重要物质基础之一,是构成人体组织和细胞的主要成分,能维持机体酸碱平衡,维持水分的正常分布,提高机体免疫功能以及参与遗传信息的传递等。蛋白质具有合成和修补人体组织,调节生理功能,供给能量等生理功能。

学前儿童身高、体重增长快,处在身体的迅速生长发育期,如果蛋白质长期摄入不足,则会影响智力发展和身体发育,导致生长发育迟缓、体重减轻、易疲劳、贫血、抵抗力下降、创伤不易愈合等,甚至导致营养不良性水肿、智力发育障;若摄入的蛋白质过多,则会增加肾脏的负担,造成便秘及代谢紊乱等。

中国营养学会推荐的学前儿童每日蛋白质摄入量见表 5-1,其中动物性及豆类蛋白质不宜少于每日所需蛋白质总量的 50%。

表 5-1　学前儿童每日蛋白质推荐摄入量(克)

年龄(岁)	0~1	1~2	2~3	3~4	4~5	5~6	6~7	7~8
摄入量(g/kg·d)	1.5~3	35	40	45	50	55	55	60

(二)脂肪

脂类是脂肪和类脂的总称,是一类不溶于水而易溶于有机溶剂的物质,是动物和植物体的重要组成成分。脂肪是甘油和脂肪酸的化合物;类脂是固醇、磷脂和糖脂等化合物的总称,是促成细胞生长必不可少的物质。脂类具有提供能量、构成人体组织细胞、保护内脏和维持体温、提供脂溶性维生素、提供必需脂肪酸和增进食欲等生理功能。

脂肪长期摄入不足会使幼儿体重下降,导致脂溶性维生素缺乏症;但脂肪摄入过多会加重肝脏负担,造成超重或肥胖。

脂肪的每日供应量无统一规定,受饮食习惯、地域、季节和气候状况以及脂肪供应来源等因素的影响。根据我国的膳食状况,中国营养学会推荐,小于 6 个月的婴儿脂肪提供能量占总能量的 45%;6 个月至 1 岁的儿童为 30%~40%;1~3 岁的儿童为 30%~35%。学前儿童每日膳食中脂肪的适宜摄入量见表 5-2。

表 5-2　学前儿童每日膳食中脂肪的适宜摄入量

年龄（岁）	脂肪占总热能的百分比（%）
0～0.5	45～50
0.5～2	35～40
2～6	30～35
7+	25～30

表中数据引自杨月秋，《中国食物成分表》，北京大学医学出版社，2005年。

（三）碳水化合物

碳水化合物又称糖类，是由碳、氢、氧三种元素组合而成的一大类化合物。碳水化合物是构成机体的重要物质之一，是脑细胞功能活动时最直接的能量来源，人体从中获得能量的方式最经济、最直接。碳水化合物能促进生长发育、维持身体各个组织器官的正常生理功能，可以保护肝脏，促进消化和排泄。

学前儿童在膳食中如果碳水化合物摄入不足，则可能会导致体内能量缺乏，体内蛋白质消耗增加，体重减轻，营养不良，发育缓慢。如果碳水化合物摄入过多，大量葡萄糖则会转化为脂肪堆积在体内，导致肥胖；也会使肠内发酵过盛，产生过量的低级脂肪酸，刺激肠蠕动增加而引起腹泻。

学前儿童对碳水化合物的需求量比成人大。碳水化合物来源广泛，部分氨基酸和脂肪的甘油可转变为葡萄糖，对碳水化合物的供应量按三大产能营养素供给热能的比例来考虑，学前儿童每日每千克体重约需碳水化合物 15 克，膳食中碳水化合物的能量应占总能量的 55%～60%（成人为 60%～70%）。

（四）无机盐

人体中的各种元素，除碳、氢、氧主要以有机化合物如蛋白质、脂肪和碳水化合物的形式存在外，其余元素统称为矿物质或无机盐。矿物质是构成机体组织的重要材料，是人体必需的营养元素之一，是多种酶的激活剂或组成成分，能维持神经肌肉的兴奋性和细胞通透性，在人体生理活动中起着重要的调节作用。通常学前儿童较易缺乏的矿物质有钙、铁、锌、碘等。

学前儿童膳食中若长期缺乏这些无机盐，会影响正常生长发育，并导致多种疾病。如缺钙会使肌肉兴奋性增高，引起肌肉抽搐；缺锌会导致生长发育迟缓、伤口愈合不良、食欲减退和贫血，还会出现异食癖；缺铁会导致贫血、食欲减退、消化不良、免疫力低下、活动量减少，也会导致机体抵抗力下降，易感染疾病。但某些无机盐摄入过多，也会带来不良后果，如锌过量摄入，会引起铜的继发性缺乏，损害免疫器官和免疫功能，影响中性粒细胞及巨噬细胞活力。

根据中国居民膳食营养素参考摄入量标准,学前儿童每日膳食中几种主要无机盐的适宜摄入量如表5-3所示。

表 5-3 学前儿童几种无机盐每日适宜摄入量

年龄(岁)	0～0.5	0.5～1	1～4	4～7	7+
钙(毫克)	300	400	600	800	800
铁(毫克)	0.3	10	12	12	12
碘(毫克)	50	50	50	90	90
锌(微克)	1.5	8.0	9.0	12.0	13.5

(五)维生素

维生素是人体所必需的营养素。它在人体内既不构成身体组织,也不供应热能,却是维持生命的要素,在人体生命活动中起着重要的调节作用,是保持人体健康的重要活性物质。目前已知维生素有20多种,分为脂溶性维生素和水溶性维生素两类。脂溶性维生素溶于脂肪,不溶于水,主要有维生素 A、D、E、K 等,它们在食物中常和脂肪共同存在。水溶性维生素溶于水,不溶于脂肪,主要包括 B 族维生素(维生素 B_1、维生素 B_2、维生素 B_6、维生素 B_{12}、叶酸、烟酸)和维生素 C。

人体对维生素的需要量很小,日需要量常以毫克或微克计算,但一旦缺乏就会引发相应的维生素缺乏症,对人体健康造成损害;若一次性过量服用或长期过量摄取则也会给人体带来不良影响。例如,一次口服维生素 C 过量可能会引起腹泻、腹胀;若长期或一次性摄入维生素 A、D 过量则会出现中毒症状;维生素 A 不足,会引发儿童出现夜盲,但一次性摄入超过推荐量20倍维生素 A,会出现恶心、呕吐、眩晕、囟门凸起等急性中毒症状;每日摄入维生素 D 超过推荐量5倍,会出现食欲不振、恶心、血钙过高、组织钙化等中毒症状。

根据中国居民膳食营养素参考摄入量标准,学前儿童每日膳食中几种主要维生素的适宜摄入量如表5-4所示。

表 5-4 学前儿童几种维生素每日摄入量

年龄(岁)	0～0.5	0.5～1	1～4	4～7	7+
维生素 A(微克)	400(AI)	400(AI)	500	600	700
维生素 B1(毫克)	0.2(AI)	0.3(AI)	0.6	0.7	1.0
维生素 B2(毫克)	0.4(AI)	0.5(AI)	0.6	0.7	1.0
维生素 C(毫克)	40	50	60	70	80
维生素 D(毫克)	10	10	10	10	10

续表

年龄（岁）	0～0.5	0.5～1	1～4	4～7	7+
叶酸（微克）	65(AI)	80(AI)	150	200	200
烟酸（毫克）	2	3	6	7	7

（六）水

水是生命的源泉，人类的生存离不开水。水构成细胞和体液，是人体的重要组成部分，在人体内含量最高，是维持生命活动的必需物质。水既能调节体温及运输各种营养物质，又能促进机体新陈代谢，是机体的润滑剂。水对人类生存的重要性仅次于空气。

如果儿童每日水的摄入量过少或丢失过多，就会影响正常的代谢，可引起体内失水，即脱水，导致水和电解质紊乱。当机体失水达到20％时，人就不能维持生命。因此，应当每天及时满足幼儿的饮水需求，做到让学前儿童按需饮水。尤其是大量出汗、腹泻、呕吐后，机体丢失大量水分，应及时补充水分，以防脱水。但是水的摄入也不能过度，饮水太多，可能加重心肾负担。

学前儿童对水的需要量主要取决于幼儿活动量、外界气温、空气的干燥程度、食物的性质与量等。通常气温越高、活动量越大，学前儿童出汗就会越多，对水的需要量就会增加。此外，学前儿童新陈代谢旺盛，体表面积相对较成人大，因而水分从身体表面蒸发量也比较大，需水量相对比成人高，而且年龄越小，需水量相对越大。不同年龄儿童对水的需要量也不同，具体见表5-5。

表5-5 学前儿童每日每千克体重水的需要量(mL)

年龄	1岁以下	1～3岁	4～6岁	7～12岁
需要量	110～155	100～150	90～110	70～85

引自宋家堆、汪乃铭、戈柔，《学前儿童卫生学（第2版）》，华东师范大学出版社，2006年。

三、学前儿童对热能的需求

热能是人体维持生命、进行活动和保证正常生理功能所需要的能量。人体的细胞生长繁殖、组织合成、维持体温、心脏跳动、呼吸等生命活动都要由能量供给，这些能量主要由蛋白质、脂肪和碳水化合物三大营养素在代谢过程中氧化所释放而来。

热量的单位一般用千卡（kcal）或千焦耳（kJ）表示。1千卡（kcal）＝4.184千焦耳（kJ），1千焦耳（kJ）＝0.239千卡（kcal）。每克蛋白质产可以产生4千卡热能，每克脂肪可以产生9千卡热能，每克碳水化合物产可以产生4千卡热能。在学前儿童的膳食中，蛋白质、脂肪和碳水化合物在一日总能中的供给比例也不尽相同，每日膳食中蛋白质所供给的热能占 12%～15%，脂肪占 30%～35%，碳水化合物占 50%～60%，碳水化合物应作为热能的主要来源。

每时每刻都在消耗热能，学前儿童的能量消耗主要包括基础代谢、食物的特殊动力作用、活动、生长发育和排泄丢失等。儿童正处在生长发育阶段，对热能的要求较高，若总热能不足，则会造成体重减轻、消瘦、营养不良、生长发育迟缓、抵抗力下降。但是，膳食中总能量摄入过多，又会以脂肪的形式储存在体内，引起肥胖及由肥胖引起的一系列问题。

充足的能量供应能保证学前儿童生长发育和身心活动正常。为保证儿童健康，一日膳食要保证充足的热能。学前儿童每日膳食中热能推荐摄入量见表 5-6。

表 5-6　学前儿童每日膳食中热能推荐摄入量（kcal）

	0～1 岁	1～2 岁	2～3 岁	3～4 岁	4～5 岁	5～6 岁	6 岁以上
男	95/kg（体重）	1 100	1 200	1 350	1 450	1 600	1 700
女		1 050	1 150	1 300	1 400	1 500	1 600

为什么说饮食是一把双刃剑，既能促进幼儿健康，也能危害幼儿的健康？

在班级开展"厨艺大比拼活动"，做适合学前儿童食用的水果蔬菜沙拉。

探寻二　学前儿童膳食的选择及配制

学前儿童的饮食与成人有什么区别？
学前儿童的膳食应该如何选择和配制？

中班的晴晴从小爱吃甜食，对面包、饼干和汉堡包等尤为喜爱，对蔬菜、水果却不感兴趣。不到5岁，晴晴的体重就有30多千克，成了一个十足的小胖墩。但是，晴晴的体质不太好，常常感冒生病，晴晴的家长对此非常苦恼。

晴晴这种体质与生活习惯有关吗？应如何做好晴晴的膳食平衡工作？

一、合理膳食

营养素的摄入需要通过日常食用各种食物来实现，人类的食物又是多种多样的，每一种食物所含的营养素成分及营养特点都不尽相同。为了保持身体健康，人们必须将食物进行合理选择和搭配，做到合理膳食。

（一）合理膳食的概念

合理膳食又叫平衡膳食，是指根据人体对热能和营养素的需要，通过合理的食物调配，保证膳食所含的营养素种类齐全、数量充足、比例适当，使机体需要的营养与膳食所供给的营养素建立平衡关系，使营养合理均衡。

现存最早的中医理论著作《黄帝内经》就已经提出了"五谷为养、五果为助、五畜为益、五菜为充"的平衡饮食的指导思想，其中五谷指的是粳米、小豆、麦、大豆、黄黍；五果为桃、李、杏、粟、枣；五畜为牛、羊、豕、犬、鸡；五菜是葵、藿、薤、葱、韭。

营养工作者通常根据食物的营养价值和在膳食中的地位，将食物分成以下5大类。

1. 谷类及薯类

谷类主要有粳米、小米、玉米、小麦等；薯类包括马铃薯、甘薯和木薯等。

2. 动物性食品

包括畜肉（猪、牛、羊肉等及其制品）、禽肉（鸡、鸭、鹅肉等及其制品）、鱼类（各种海水鱼、淡水鱼及其他水产动植物）、蛋类（鸡蛋、鸭蛋、鹅蛋、鹌鹑蛋等及其制品）和奶类（牛奶、羊奶、马奶及其制品，如奶粉、奶酪、酸奶等）。

3. 豆类及其制品

包括大豆、其他干豆类、各种豆制品。

4. 蔬菜水果类

蔬菜按照结构和可食部分不同，分为鲜豆类、叶菜类、根茎类和茄果类。水果又有鲜果类和干果类之分。

5. 纯热能食物

包括动植物油、淀粉、食用糖和酒类。

（二）学前儿童膳食的选择

《中国居民膳食指南（2016）》指出合理膳食应呈"宝塔型"（见图5-1）：最底层是谷类；往上是蔬菜、水果；再往上是畜、禽、鱼、蛋、肉以及奶类及奶制品、豆类及豆制品；顶部是油和盐。该指南体现了科学营养的观念，不仅适用于成人，也适用于儿童。

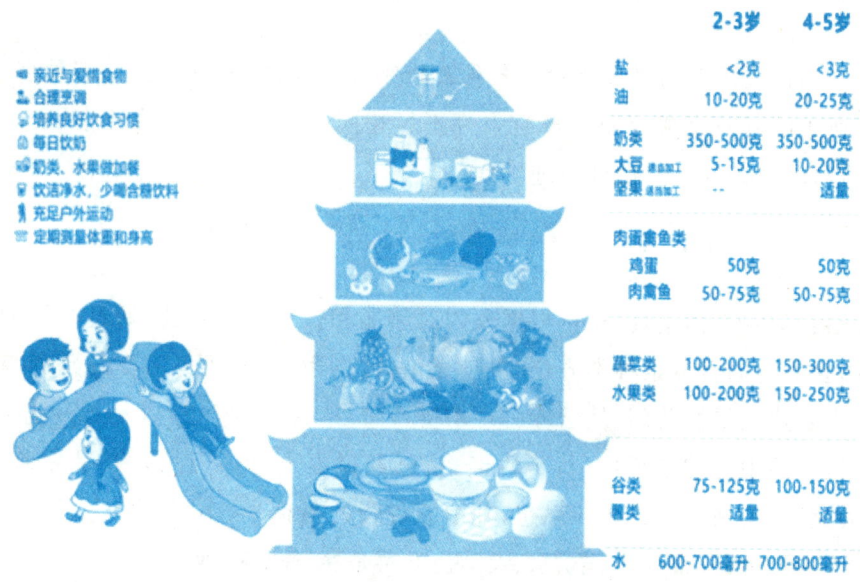

图5-1　学前儿童平衡膳食宝塔图

《中国居民膳食指南》(2016)中提到学前儿童膳食指南为:食物多样,谷类为主;多吃新鲜蔬菜和水果;经常吃适量的鱼、禽、蛋、瘦肉;每天饮奶,常吃大豆及其制品;膳食清淡少盐,正确选择零食,少喝含糖高的饮料;食量与体力活动要平衡,保证正常体重增长;不挑食,不偏食,培养良好饮食习惯;吃清洁卫生、未变质的食物。

学前儿童应按一定比例摄取每日所需的营养素,并从以下方面进行膳食搭配:动物性食物和植物性食物搭配;荤菜和素菜搭配;粗粮和细粮搭配;干、稀搭配;咸、甜搭配。

奶是0~1岁儿童主要的营养来源,1岁以后每天应保证儿童喝奶量400~500毫升。

食盐:1~2岁儿童每天0.8~1.5克,2~6岁儿童每天2.5~3.5克较为合适。

(三)学前儿童膳食的要求

为了保证学前儿童合理膳食,必须注意以下几个问题。

1. 三餐的热能分配要合理,供给要充足

一般来说,幼儿热量和营养素的供给可根据经济状况作调整,但不应低于营养学会所提出的供给量标准,寄宿制托幼园(所)幼儿每天摄入的热量不低于供给量标准的90%,全日制托幼园(所)幼儿不低于80%。三餐热能比也应符合要求,早餐(含早点)占全天热能的30%,午餐(含午点)占40%,晚餐占30%为宜。

2. 合理搭配产热能营养素

儿童热能食物的选择以粮谷类为好,其他可选用动物性食品、坚果类食品。一般建议,幼儿每日膳食中蛋白质所供给的热能应占总热能的12%~15%,脂肪占30%~35%,碳水化合物占50%~60%。因为碳水化合物燃烧快而完全,又是脑组织需要的热源,所以学前儿童的膳食要多选用富含碳水化合物的食物。

3. 科学搭配食品,提高膳食的营养效益

各种营养素之间有着互补作用,同时食用可更有效地吸收营养。如饭后吃点富含维生素C的食物(如橙子、山楂),可以提高铁的吸收率。

4. 科学地进行食品加工,掌握正确的烹调方法

食品经过烹调加工,可使色、香、味、形符合幼儿的感官要求,增进食欲。但如果在烹调加工中没有掌握食物的营养特性,则会使营养遭到损失和破坏。因此,注意科学的加工是幼儿膳食配制的重要要求。例如,按科学的方法切洗蔬菜,掌握好烹调的火候,以最大限度地保存食品中的营养素。

二、学前儿童膳食的年龄特点

婴儿期以乳类为主、食物为辅,幼儿期以食物为主、乳类为辅,膳食的烹调方法及采用的食品原料也越来越接近家庭的一般膳食。但这种改变应与幼儿消化代谢功能的逐步完善相适应,不能操之过急,以免造成消化功能紊乱。

1岁以上的学前儿童消化功能逐渐增强,已有8颗以上牙齿,开始有咀嚼食物的习惯,可以从吃半流质食物或较烂食物改为吃较软食物,食谱应有所变化,不能单纯地吃肉末或者鱼羹,而应吃一些肉丸或者鱼块,注意鱼块应该是无骨、无刺的。

1岁以上的学前儿童对碳水化合物的需要量随着年龄增加而不断增加,碳水化合物主要是由米、面和油提供的。碳水化合物在谷、麦和稻中含量较高,并且这类食品中含有较多无机盐和维生素,在选择食物时应多选择粗加工的小米、白面及大米。

(一)1~2岁学前儿童的膳食

1~2岁学前儿童的膳食,由以母乳或牛奶为主转变为以粮食为主,由以半流质食物为主转变为以固体食物为主。此时要保证各种营养素的充分供给,膳食要定时定量,少食多餐,选择的食物要富含优质蛋白质,以保证学前儿童生长发育的需要。断奶以后,每天应供给儿童至少250克牛奶或豆浆。主食可以是稠粥、软饭、面包等。副食要保证一定量的鱼、肉、蛋及豆制品,以及蔬菜、瓜果等,不应以糖稀饭来代替或减少副食。一般不宜给儿童吃过甜、过咸、过酸或过于油腻的食品,最好是荤素搭配、干稀搭配及咸甜搭配的粮、肉、蛋、菜等混合食品,以使营养合理、膳食平衡。在烹调时应注意食品要碎、细、软、烂、新鲜、清洁,适应儿童的消化能力。豆类不宜整粒食用,干豆、鲜豆均应烧成泥状。带刺的鱼、带壳的虾、蟹、蛤类,带骨的禽、兽类,经去刺、去壳、去骨后再供食用。整粒的花生、核桃、杏仁、榛子都须磨碎或制酱后食用。含粗纤维多的蔬菜,如黄豆芽、金针菇、芥菜等,不宜食用。易导致胀气的食品,如洋葱、萝卜等宜少量食用。带核水果,如橘子、樱桃、葡萄宜做成汁食用,西瓜去籽生食,桃、杏、李等可少量煮食。

(二)2~3岁学前儿童的膳食

2~3岁的学前儿童随着年龄增长越来越喜欢吃形式多样的饭菜,能逐渐适应干、稀搭配,喜爱各种花样的面点与各种配菜,喜爱色、香、味、形俱佳的饭菜。如果孩子爱吃带馅的食品,可将孩子平时不爱吃但营养丰富的猪肝、胡萝卜等制成馅,做成饺子和包子。制作者可以将豆制品变换花样,让孩子乐于接受,增加对营养素的摄入量。

(三)3~6岁学前儿童的膳食

3~6岁的学前儿童虽然乳牙已全部萌出,但消化能力仍不及成人,食物仍要选择细软好消化的,但也应搭配着吃一些有嚼劲的食物。要优先提供富含蛋白质、无机盐和维生素的食品,食谱要经常变换,主食也要多样化,可提供米饭、花卷、包子、面条和水饺等。

粗粮细做,细粮巧做,只有经常变换花样才能调动儿童的食欲。

各年龄组食物的烧切方法见表 5-7。

表 5-7 各年龄组食物的烧切方法

年龄(岁)	切法									烧法			
	蔬菜	干豆	鲜豆	豆腐干	鸡鸭	鱼	肉	虾	腊味	饭	面食	小菜	点心
1~2	泥或碎末	泥	泥	碎烂	去骨碎末	去刺	碎末碎末	碎虾仁	不宜用	烂,荤素搭配煨饭	蒸煮煨炖	烧煮煨炖	烧蒸煨煮
2~3	细丝小片小丁	碎烂	煮烂整食	细丝小片小丁	细丝小片小丁	去刺细丝小片小丁	细丝小片小丁	虾仁	少量切碎	烂,荤素搭配煨饭	蒸煮煨炖	烧煮煨炖	烧蒸煨煮
3~6	大块	整食	整食	大块	带骨大块	大块	大块	带壳	切片或丁,块	与成人同	蒸煮煨炖油煎	烧煮煨炖油煎	烧蒸煨煮油煎

三、学前儿童膳食的配制原则

学前儿童对营养和膳食的要求较高。合理的学前儿童膳食是平衡膳食,这就要求给学前儿童配制的食物应种类齐全、份量适宜,同时要做到搭配科学、合理。学前儿童的膳食配制应该遵循以下原则。

(一)营养全面丰富、膳食结构合理

学前儿童的膳食应品种多样,既要保证营养素的种类齐全,又要保证营养素的数量充足、比例恰当,既能满足儿童的生理需要,又能避免营养失调。

(二)适合学前儿童的消化能力

学前儿童的口腔较小,口腔黏膜薄嫩,容易受损伤;胃容积小,胃壁的肌肉层和弹性纤维发育还不完善,蠕动能力较差,胃液中的胃酸和酶的强度都较低。因此,食物配制应以学前儿童的咀嚼能力和消化能力为依据,食物尽量要碎、细、软、烂。避免食用油腻和刺激性的食物。

(三)食物应色、香、味、形俱全

学前儿童在进餐时要有旺盛的食欲,以使食物被充分地消化吸收。学前儿童天性好奇,对食物的色、香、味、形都比较敏感,因此,外形小巧、美观和气味芳香的食品,能刺

激食欲,促进消化液的分泌,增进消化吸收功能。制作者要通过对食物的烹调加工,使食物具有良好的感官性状,以充分调动儿童的食欲。如把胡萝卜切成片、丝、块、卷等形状,配上带颜色的面点和绿色的菜叶。颜色鲜明的饭菜更加吸引孩子,如用西红柿、菠菜、蛋黄等制成的彩色水饺、彩色面卷,以及嵌上果脯核仁的花边包子。

(四)讲究饮食卫生,严防食物中毒

为学前儿童选择食物,应把安全放在首位,选择的食物要符合安全、卫生、健康的要求。要选购营养价值较高、新鲜的食物,保证食物未受到病原微生物或其他有毒有害物质的污染,严防食物中毒。

四、学前儿童食谱编制

(一)计划每日所需的食物种类和数量

科学的膳食计划应为学前儿童提供平衡膳食,即能满足能量及各种营养素的需要,且各种营养素之间有正确的比例关系。蛋白质、脂肪、碳水化合物三大营养素之间的重量比值应接近 $1:1:(4\sim5)$。计划中的各种食物在质量上要有较高的营养价值,在数量上营养素的量要超过供给量的 80%。

制定膳食计划的出发点是学前儿童的年龄特征和对营养的需要,制定者要熟悉各类食物的营养成分和特点,懂得营养计算和评价的方法,了解学前儿童消化系统的生理特点、食量以及饮食心理,要把每日的食物按能量、营养成分较均衡地分配到各餐中,使各餐比例适当,结构合理,各类主、副食搭配合适。

在全面满足学前儿童对各类食物总量需要的基础上,同时要考虑饮食习惯、儿童年龄等因素,从实际出发,结合当地当时的季节气候、地理条件、学前儿童的活动量状况、当地食品供应情况、市场情况、膳食费用标准,作出合理预算,因地制宜制定膳食计划。所选食物注意粗粮细粮、荤素食品、生熟食品和干稀食品等的搭配,在质和量上都应满足学前儿童的营养需求。

(二)编制标准化食谱

食谱是膳食计划的具体实施方案,是一日内定量的各种食品的配制和烹调方法的说明,它包括食物的种类、数量、烹调方法和制成品名称。托幼机构需要建立"一周食谱"黑板报,每周更换一次食谱。

1. 编制食谱的要求

可参照中国营养学会推荐的营养素供给量标准,根据学前儿童的年龄特点和生长

发育特点,制定合适的带量食谱,并根据季节的变化,有针对性地进行调整。编制食谱需要做到以下几点。

(1)食谱要执行膳食计划所拟定的食物种类和数量,不得任意添加或减少,以满足儿童的营养需求;

(2)食物品种应多样化,既要营养丰富,又要适合学前儿童胃口,考虑食物的利用率,尽可能使不同食物中的营养素得到互补,原料的搭配和比例符合学前儿童营养的需要;

(3)在一周食谱中,一日各餐的主、副食品不应重复,一周内副食品不应有两次以上的重复,在更换时可用同类食物的不同品种轮流进行;

(4)食谱中的食品应符合学前儿童的消化能力;

(5)不同年龄的学前儿童有不同的作息时间规律和不同的活动内容,因此,要结合儿童活动量和热能消耗量来配制食物,以保证供给和消耗平衡;

(6)应该按照"早上吃好、中午吃饱、晚上适量"的原则来安排好学前儿童的一日食谱,要保持三大营养素的热能平衡。三餐和点心的具体要求如下。

早餐:以食用面点为主,有奶有粥,做到干、稀搭配,咸、甜搭配,再搭配蛋白质含量丰富的肉类、蛋类或豆制品类食品,使早餐提供的能量应占一天总能量的20%~25%。

中餐:以食用谷物为主,如米饭或面食,再配以一荤菜一素菜一汤。中餐提供的能量应占一天总能量的30%~35%。

晚餐:以面点为主,配上一种荤素搭配的菜或多种配料的粥,做到干、稀搭配。晚餐提供的能量应占一天总能量的25%~30%。

点心:1~3周岁的学前儿童每天要在上午、下午各加一次点心或水果,晚上睡前也可喝一次牛奶。点心提供的能量应占一天总能量的10%~15%。

建议:每周吃豆制品2~3次,吃肝类食品1~2次,吃紫菜、黑木耳食品2~3次。

表5-8是以中国营养学会编制的《中国居民膳食营养素参考摄入量》一书为依据而制定的不同年龄的学前儿童每日食物摄入量,可供参照应用。

表5-8 学前儿童每日食物摄入量参考表

年 龄	饮食摄入量
4~6个月	婴儿配方奶900毫升 米粉25~50克,蛋黄半个,鱼10~20克 蔬菜10~20克,水果50克
7~12个月	婴儿配方奶600~700毫升 粮食50~75克,鸡蛋1个,禽、鱼、肉25~50克 蔬菜和水果50~100克,豆制品15~20克

续表

年　龄	饮食摄入量
1～2岁	牛奶或豆浆 250～500 毫升 粮食 100～150 克，鸡蛋 1 个，禽、鱼、肉 50～75 克 蔬菜和水果 50～100 克，豆制品 25 克 油 10～15 克，糖 10～15 克
2～3岁	牛奶或豆浆 250 毫升 粮食 150～200 克，鸡蛋 1 个，禽、鱼、肉 75～100 克 蔬菜和水果 100～200 克，豆制品 25～50 克 油 10～15 克，糖 10～15 克
3～6岁	牛奶或豆浆 250 毫升 粮食 200～250 克，鸡蛋 1 个，禽、鱼、肉 100～125 克 蔬菜和水果 200～250 克，豆制品 50 克 油 10～20 克，糖 10～15 克

2. 审核食谱

编制食谱以后，必须对食谱进行审核，以检验所制食谱的合理性和科学性。可从以下三个方面进行审核：

(1)观察学前儿童的进食情况，定期进行形态指标和生理指标的测量，如通过体重和身高等指标来分析儿童的生长发育现状；

(2)定期进行营养计算，并参照各年龄儿童的营养素供给量标准加以分析，如果发现问题应迅速调整食谱；

(3)检查每日伙食费的收支平衡状况，应保证专款专用。

(三)制定科学合理的膳食制度

膳食制度包括两个基本内容：一是合理分配食物的数量和质量；二是合理安排进餐次数和间隔时间。

按照早餐吃好、午餐吃饱、晚餐适量的原则，恰当分配三餐的食物。各种维生素和矿物质之间比例要恰当，各种食物之间的比例也要恰当。

两餐之间的间隔时间不宜过长或过短，过长会引起饥饿感，过短会影响食欲。混合食物在胃中停留的时间一般在 4 小时左右，因此两餐之间的间隔以 4 小时为宜，每日进食 3～4 次。

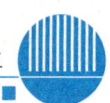

	Monday（5月10日）	Tuesday（5月11日）	Wednesday（5月12日）	Thursday（5月13日）	Friday（5月14日）
早餐	馒头、花卷 小米粥/牛奶	淮山瘦肉粥	瘦肉青菜面汤	瘦肉青菜海南粉汤	红萝卜瘦肉粥
中餐	土豆焖鸭肉 清炒白菜 软米饭	肉沫炒红萝卜 清炒芥菜 软米饭	土豆焖排骨 玉米炒红萝卜 软米饭	瘦肉焖豆腐 清炒上海青 软米饭	西蓝花炒瘦肉 清炒冬瓜 软米饭
午点	绿豆糖水	水果（香蕉、苹果、梨、石榴）	地瓜汤	红豆花生糖水	三角形蛋糕

图 5-2　某幼儿园一周食谱

1. 确定儿童每日能量摄入目标

查阅《中国居民膳食能量推荐摄入量》，5 岁男童能量的推荐摄入量为 1600 kcal，5 岁女童能量的推荐摄入量为 1500 kcal。据此测算出人均能量摄入目标（即人均每日应摄取的总热量数）。

$(1600 \times 150 + 1500 \times 250) \div 400$ kcal ≈ 1540 kcal

2. 确定儿童每日食物摄取目标

学龄前儿童营养素的供给比例：蛋白质 14%，脂肪 30%，碳水化合物 56%。

三大产能营养素的能量系数为：每克碳水化合物产能 4kcal，每克脂肪产能 9kcal，每克蛋白质产能 4kcal。

膳食中蛋白质摄入目标 = $1540 \times 14\% \div 4$ g ≈ 54 g

膳食中脂肪摄入目标 = $1540 \times 30\% \div 9$ g ≈ 51 g

膳食中碳水化合物摄入目标 = $1540 \times 56\% \div 4$ g ≈ 216 g

3. 确定餐次比，计算每餐营养素参考摄入量

幼儿园三餐的能量分配比例：早餐、早点占总能量的 30%，午餐、午点占总能量的 40%，晚餐占总能量的 30%。

将平均每人每天产能营养素需要量分配到三餐中，具体见表 5-9。

表 5-9　将平均每人每天所需产能营养素需要量分配到三餐中

	能量/kcal	蛋白质/g	脂肪/g	碳水化合物/g
总量	1540	54	51	216
早餐、早点 30%	1540×30%＝462	54×30%＝16.2	51×30%＝15.2	216×30%＝64.8
午餐、午点 40%	1540×40%＝616	54×40%＝21.6	51×40%＝20.4	216×40%＝86.4
晚餐 30%	1540×30%＝462	54×30%＝16.2	51×30%＝15.3	216×30%＝64.8

4. 食物品种和数量的确定

(1) 主食品种、数量的确定。

全天主食的分配：大米 40%，面粉 60%。

查《常用食物营养成分表》得知，大米的碳水化合物含量为 77.1 g/100 g，富强面粉的碳水化合物含量为 74.6 g/100 g。

全天所需大米重量＝216 g×40%÷(77.1 g/100 g)≈112 g

全天所需富强面粉重量＝216 g×60%÷(74.6 g/100 g)≈174 g

(2) 副食品种、数量的确定。

①计算主食中蛋白质含量。

112×9.5 g/100＋174×10.3 g/100＝28.562 g

②计算副食应提供的蛋白质含量。

副食应提供的蛋白质含量＝蛋白质摄入目标量－主食中蛋白质含量

＝54 g－28.562 g＝25.644 g

③设定副食中蛋白质的 2/3 由动物性食物提供，1/3 由豆制品供给。

豆制品蛋白质＝25.644 g×1/3≈8.547 g

假如豆制品选用豆腐干。

豆腐干需要量＝8.547 g÷16.2 g/100≈52.759 g

动物性食物蛋白质＝25.644 g×2/3≈17.105 g

根据《中国学龄前儿童平衡膳食宝塔》的要求，蛋类每天 50 g，奶类 250 g，则

畜禽肉的蛋白质需要量＝动物性食物蛋白质－蛋类蛋白质－奶类蛋白质

＝17.105 g－50×12.8 g/100－250×3 g/100＝3.205 g

畜禽肉的需要量＝3.205 g÷20.2 g/100≈15.866 g

(3) 蔬菜量确定。

根据《中国学龄前儿童配合膳食宝塔》要求，学龄前儿童每天蔬菜摄入量为 200～250 g，水果摄入量为 150～300 g。

(4) 食用油确定。

食用油的摄入量＝需要的脂肪目标量－主食脂肪含量－副食脂肪含量

＝51 g－100×1 g/100－174×1.1 g/100－70×3.6 g/100－50×11.1 g/88－250×3.2 g/100－40×7.9 g/100

≈28.1 g

5. 设计一日食谱

表 5-10　某幼儿园学前儿童食谱编制（星期一）

名称	食物名称	食物原材料	平均每人需要食物重量/g	总人数/人	食堂一日食物原料总用量/kg	备注
早餐	面包	小麦粉（特一）	50	400	20	
	西红柿炒鸡蛋	西红柿	50	400	20	
		鸡蛋	50	400	20	
		菜籽油	5	400	2	
早点	牛奶		200	400	6	
	饼干	小麦粉（特一）	15	400	6	
午餐	米饭	粳米（标一）	75	400	30	
	青菜豆腐	豆腐干	30	400	12	
		青菜	50	400	20	
	青椒肉丝	青椒	50	400	20	
		鸡胸肉	25	400	10	
	紫菜汤	粉丝	10	400	4	
		青菜	10	400	2	
		紫菜	5	400	2	
	大豆油		10	400	4	
午点	蛋挞	小麦粉（特一）	15	400	6	
	香蕉		100	400	40	
晚餐	二米粥	小米、黑米	25	400	10	
	馒头	小麦粉（特一）	50	400	20	
	香菇肉片	香菇	30	400	12	
		猪肉（后臀尖）	25	400	10	
	蒜蓉西兰花	西兰花	50	400	20	
		甜椒	20	400	8	
	大豆油		10	400	4	

6. 食谱营养素计算

表 5-11　食谱营养素计算表

序号	食物名	食物重量/g	能量/kcal	蛋白质/g	脂肪/g	碳水化合物/g
1	小麦粉(特一)	130	455	13.4	1.4	97.0
2	粳米(标一)	75	257.3	5.8	0.5	57.6
3	小米	10	35.8	0.9	0.3	7.4
4	黑米	15	50.0	1.4	0.4	10.2
5	鸡蛋(红壳)	50	78.0	6.4	5.6	0.7
6	牛乳	200	108.0	6.0	6.4	6.8
7	豆腐干	30	42.0	4.9	1.1	3.2
8	鸡胸脯肉	25	33.3	4.9	1.3	0.6
9	猪肉(后臀尖)	25	82.75	3.65	7.7	0.0
10	西红柿	50	9.5	0.5	0.1	1.8
11	青菜	50	7.5	0.8	0.2	0.8
12	辣椒(尖、青)	50	11.5	0.7	0.2	1.9
13	马铃薯粉	10	33.7	0.7	0.1	7.6
14	紫菜	5	10.4	1.3	0.1	1.1
15	香菇	30	5.7	0.7	0.1	0.6
16	西兰花	50	16.5	2.1	0.3	1.4
17	甜椒	20	4.4	0.2	0.0	0.8
18	香蕉	100	91.0	1.4	0.2	20.8
19	豆油	25	224.8	0.0	25.0	0.0
合计			1557	55.5	50.7	220.1

7. 食谱的评价与调整

通过以上数据对比分析,该食谱的餐次分配、能量的供给、三大供能营养素的供应,与目标值基本相符,可以根据地方饮食习惯、市场供应情况等,采用食物交换份法,制定幼儿园一周的食谱。

五、学前儿童膳食的评价

要了解学前儿童的营养状况,可以对托幼机构进行膳食调查,计算学前儿童每日从膳食中所摄取的营养素量和热能,对照相关的推荐供给量进行评价。常用的调查方法有以下几种。

(一)称量法

此方法多用于儿童集体膳食调查,也可根据调查目的选择个人进行膳食调查。通常应按季节供给食物不同,每季度测一次。称量法的优点是准确,但较复杂,调查时间较长,一般为7天。应用称量法调查需要准备表格、食物成分表、计算器、秤。在调查时,先将被调查机构一日中每餐各种食物在烹调前的生重、烹调后的熟重以及学前儿童吃剩的重量都加以称重记录。再将7天之内各项所消耗的食物加以分类和综合,求得每人每日的食物消耗量。

(二)记账法

此方法简便而快速,多用于儿童集体膳食调查,是膳食调查中最常用的一种方法,但是不够精确。该方法只有在具备精确的账目和详细的用膳人数统计的条件下,才能获得较准确的结果。一般以一个月为调查期限,以便较全面地反映儿童的膳食质量。方法是先查阅过去一段时间托幼机构食堂的食物消耗总量,并根据这期间的进餐人数,计算每人每日各种食物的摄入量,再按食物成分表计算食物所供给的营养素量和热能。

(三)询问法

在客观条件下不能使用称重法与记账法来进行膳食调查时,运用询问法也能粗略地了解学前儿童膳食的情况。询问法多用于个人膳食调查,调查者通过询问前1~3天进食情况,计算进食量,并根据食物成分表将各种营养素计算出来。如全日制幼儿园的小朋友早晚两餐在家用餐,就只能通过询问家长或学前儿童对每日所吃的食物种类和数量作出估计。此方法最方便,但是不太准确。

学前儿童挑食的现象在幼儿园经常发生,遇到这样的问题,你怎么解决?

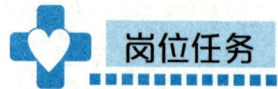

假设某幼儿园有学前儿童400人,其中男生150人,女生250人。结合本节所学知识,编制幼儿园一周食谱。

探寻三　学前儿童膳食管理的卫生要求

如何保证学前儿童的膳食安全?

某幼儿园周三午睡起床后,一部分幼儿出现轻微恶心、呕吐、头晕、腹痛等症状,送医院治疗后很快好转。经疾控中心调查,幼儿的这些症状是吃了发芽的土豆引起的。原来,厨房里有很多土豆已经发绿发芽,厨师见土豆较多,不忍心丢弃,便将发芽处挖掉,清洗干净后进行烹饪。

食物中毒有哪些类型?哪些食物容易引起食物中毒?

一、学前儿童膳食安全

要保证学前儿童的膳食安全、卫生,幼教机构就需要在食品选购、贮存、烹调等各个环节中保证食物的新鲜卫生,加强保教人员和炊事人员的卫生监督,确保避免食用不健康的食物。

（一）食品选购卫生

在选购食品时,除了考虑幼儿的营养,保证热能供给外,还必须确保食物的卫生和新鲜,禁止选购下列食物。

1. 腐烂变质的食物

食物被细菌污染后会腐烂变质,不仅因营养素被破坏而失去食用价值,还会成为有害食物使人致病,如鱼、肉腐烂会产生大量的普通变形杆菌、大肠杆菌,使蛋白质和脂肪分解而产生有害物质;谷物、玉米、花生霉变后产生的黄曲霉素是非常典型的致癌物质。

2. 含有致癌因子的食物

腌腊制品、烘烤和熏制的食物中含有亚硝胺和多环芳烃等,经常食用会致癌。因此,

咸菜、火腿、熏鱼等不宜给学前儿童食用。

3. 天然有毒食物

未煮成的四季豆、发绿发芽的马铃薯、含有天然毒素的菌类都属于天然有毒食物，不宜给学前儿童食用。四季豆中含有皂素、胰蛋白酶抑制物等有毒物质，皂素对消化道黏膜有强烈刺激性，胰蛋白酶抑制物对肠道也有一定的破坏作用。发绿发芽的马铃薯含有龙葵素，食用会引起恶心、呕吐、腹痛、腹泻、脱水等中毒症状。一些菌类含有天然毒素，食用后可导致神经麻痹等中毒症状。

4. 有农药残留、含人工色素的食物

食用农药残留量大的蔬菜、水果后会发生农药中毒，为防止农药中毒，蔬菜、水果必须洗净食用。有些颜色过于鲜艳、添加了人工色素的水果不宜食用。

5. 无卫生许可证、无保质期的食物

由无食品生产经营卫生许可证的企业生产的熟食、点心、饮料等，超过食品保质期的食品，使用不符合国家卫生标准的食品添加剂、食品防腐剂的食品，都是不能给学前儿童食用的。

（二）食物烹调卫生

食品制作的十条黄金规则为：选择经过安全处理的食品；彻底加热食品；食品即做即吃；妥善储存熟食食品；彻底再加热熟食；反复洗手；避免生食与熟食接触；必须保持厨房所有表面的清洁；避免昆虫、鼠类和其他动物接触食品；使用符合卫生要求的水。此外，在烹饪中还应该做到以下几点。

1. 尽量保存食物中的营养素

大米经过淘洗，维生素B的损失率可达到40%～60%，蛋白质、脂肪、无机盐也都有损失。因此淘米时要用冷水，不要用力搓洗米，次数要少，尽量减少营养素的流失。做饭、煮粥时不要放碱，制作面点时，尽量避免油炸，以免B族维生素受损。

蔬菜要先洗后切，否则维生素C会大量损失，切后在水中浸洗时间越长，维生素C损失越多。蔬菜要切后就炒，急火快炒。煮菜要少放水，水沸后放菜，以缩短煮菜的时间。加工动物性食物要尽量切得细、薄，急火快炒，可拌少量淀粉，使表面凝结，以减少维生素的损失。

使用不同材料的炊具也会影响食物中营养素的保存。如用铝锅烹调食品，维生素C损失率最低，为0%～12%，用铁锅烹调的损失率为0%～30.7%，而用铜锅烹调的损失率为30%～80%。

2. 要避免有害物质的产生或去除有毒有害物质

托幼园所烹调备制食物要避免采用烘烤、烟熏的方法。这类方法会使食物中的蛋

白质、脂肪和碳水化合物焦化,产生变性氨基酸和其他致癌物质。

生豆浆含有皂素、抗胰蛋白酶等有害物质,对胃肠道有刺激性,可引起恶心、呕吐、腹泻等症状。生豆浆加热到80℃左右时,可出现"假沸"现象,虽有泡沫,但是有害物质并未被破坏。因此,在煮豆浆时,当泡沫上溢时可改用小火煮,煮开煮透后方可饮用。

要避免用铁锅煮酸性食物,或用铁器盛醋、酸梅汁、山楂汁等食物。这是因为酸会溶解大量的铁,食用后可导致呕吐、腹痛、腹泻等中毒症状。

3. 要使食物具有良好的感官性状,增进食欲

幼儿对食物的色、香、味、形都比较敏感,因此,制作者要通过对食物的烹调加工,使食物具有良好的感官性状,增进婴幼儿的食欲。在烹调时,应充分考虑婴幼儿消化器官的特点,制备的食品要煮熟、烧透,做到碎、细、软、烂。不要让幼儿食用辛辣等刺激性的食品,也不宜让幼儿经常食用过分油腻的食品和油炸食品。

(三)正确地储存食物

正确储存食物可防止食物腐烂变质,延长食物可供食用的期限。正确储存食物的处理措施主要有降低或增加温度,去除水分和添加防腐剂等。低温可以减慢食物中微生物的增殖速度,降低食物中酶的活力和化学反应速度。食物冷冻前应尽量保持清洁和新鲜,减少污染,以延长储存期限。冷冻时,各种食物应分别在适宜的温度和湿度下储存,并在储存期限内食用。粮食类宜储存在低温通风的地方,注意防霉、防虫以及防鼠。

除了少数交通不便地方外,托幼机构应选购新鲜卫生的食品,减少储存量,缩短储存期,以保证幼儿膳食的质量。

(四)严防食物中毒

食物中毒是指摄入有毒、有害物质后出现的非传染性(不属于传染病)的急性、亚急性疾病。

1. 食物中毒的原因

引起食物中毒的常见因素主要有:食物被污染、动植物组织本身含有有毒物质、误食有毒化学物质、细菌性食物中毒等。食物中毒一般潜伏期短、发病急。多为集体爆发,所有病人均有类似的临床表现,发病范围局限于食用该种有毒食品的人群,患者均有在相同时间内食用同一种食物的经历。

食物被污染是指食物从生产、加工到销售的过程中,可能受到有毒、有害物质的污染,如病原微生物污染食品,并大量繁殖产生毒素;又如各种有毒化学物质污染食品并达到中毒剂量等。有些动植物组织本身含有有毒物质,如果使用前没有经过合理加工烹调,可致中毒,如河豚含有河豚毒素。误食有毒化学物质是指把砷化物、亚硝酸盐等误当成食盐或食碱等加入食品中食用而引起中毒。细菌性食物中毒主要有：熟食品交叉感染；食品储存不当；容易腐败的原料、半成品在不适合的温度下长时间存放；食品未烧透、煮透，如食品烧制时间不足，烹调前长时间存放的未彻底解冻的食品在加工时中心温度未达到70℃；制作者患有传染病或带菌者在操作时通过手接触等方式污染食品；进食未经加热处理的生食品。

2. 学前儿童食物中毒的处理措施

学前儿童食物中毒主要有腹痛、腹泻、恶心、呕吐等症状，且发病急骤，还可能有发热、头晕、痉挛、昏迷等严重表现，要立即送往医院急诊治疗，最好带上患儿的呕吐物或大便以进行检查。同时要立即向所在地的卫生行政部门和疾病预防控制中心报告。

二、厨房卫生

托幼机构的食堂要接受当地卫生主管部门的管理和监督，申领卫生许可证，并严格执行《中华人民共和国食品安全法》。

厨房要有合乎卫生要求的工作面积，各室的安排要适合工作程序，内外环境清洁卫生。厨房应有垃圾和污物处理的设施，能及时排烟、排气，处理废物，防蝇、防鼠、防蟑螂。水源充足，下水道通畅，洗碗、洗菜的池子应与洗拖把的水池分开。消毒设备齐全，餐具要及时消毒，食具一餐一消毒，若用水煮则需要在水开后煮15～20分钟，若用笼屉蒸则至少要蒸30分钟。消毒后的餐具要妥善放置，以免受污染。食具清洗、消毒的目的是防止污染，是控制疾病和预防食物中毒的重要措施。

食具的清洗、消毒程序是：一刮、二洗、三冲、四消毒、五保洁。刮是指将剩余在餐具内的食物残渣倒入废物桶内并刮干净；洗是指在水中加入适量的食用洗涤剂将餐具清洗干净；冲是指用流动的水冲去残留在餐具表面的洗涤剂；消毒包括煮沸消毒、蒸汽消毒、干热消毒、药物消毒。

设备布局和工艺流程应当合理，防止待加工食品与直接入口食品、原料与成品交叉污染，生熟食品应分开，厨房用的刀具、案板等也要做到生熟分开。

厨房应有良好的通风和照明。厨房应有通风设备，以降低厨房的温度和湿度，窗户应开阔并装有纱窗；厨房应设有人工照明。

三、炊事人员卫生

厨房炊事人员在上岗前必须体检，体检不合格者不得参与厨房工作。炊事人员在上岗后每年必须体检1～2次，同时接受卫生知识培训，凭卫生部门颁发的合格证持证上岗。凡患肠道传染病、皮肤病、肺结核、肝炎等传染病者应立即调离岗位,痊愈后经体检合格才能恢复工作。若炊事人员家属患传染病,该炊事人员也应暂时离开厨房工作,直到检疫隔离期满才能上岗。炊事人员要讲究个人卫生,勤洗头、洗澡、勤剪指甲、勤换衣服。注意手的清洁,上班前、大小便后要洗手。工作时应穿工作服并保持清洁,如厕前要脱去工作服,工作帽要能包盖住头发。烧菜、分菜时要戴口罩,不对着食物说话、咳嗽、打喷嚏,不得直接从锅中取菜品尝。

为保证学前儿童膳食安全,作为未来的幼儿园老师,我们应该做些什么呢?

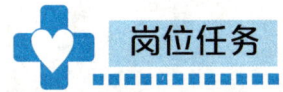

在工作中应如何培养学前儿童良好的饮食习惯?

主题6　学前儿童身体疾病及预防

本主题介绍了如何在日常生活中观察并及时发现学前儿童患病的迹象,怎样对一般常见疾病进行初步的辨别诊断;同时介绍了对学前儿童影响较大的几种传染病,明确提出托幼园所在传染病流行时期应采取的预防措施。

通过本主题的学习,你能够

1. 学会观察并发现学前儿童生病的特殊现象;
2. 熟悉学前儿童常见病的一般临床表现;
3. 知道学前儿童常见传染病的临床表现;
4. 初步掌握学前儿童常见疾病的护理方法和预防措施;
5. 熟悉对学前儿童影响较大的几种传染病的病因、症状、护理和预防措施,并能作出初步的患病诊断。

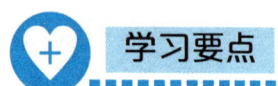

学前儿童身体疾病及预防 ┤学前儿童常见疾病及预防 ┤学前儿童疾病早发现　学前儿童常见疾病的预防及护理措施　学前儿童易患传染病及预防 ┤传染病基础知识　学前儿童易患传染病及预防措施

探寻一　学前儿童常见疾病及预防

在平时的接触与观察中,你能发现儿童生病吗?

琪琪从小爱吃糖,总是吃很多糖,到了幼儿园大班这个坏习惯还没改掉。渐渐地,琪琪患上了严重的"牙虫"病,牙齿黄黑不说,一吃冷热酸甜的食物就会牙痛。琪琪妈妈却说这只是小毛病,等换了牙以后就好了。

琪琪的"牙虫"病是什么病,有什么危害?

琪琪妈妈的说法对吗,换牙后"牙虫"病真的会好起来吗?

一、学前儿童疾病早发现

疾病是一种生理失调现象,学前儿童发生任何一种疾病,都会影响生长发育乃至学习和生活。这就要求广大幼儿教师在平时的保教活动中认真细致地观察孩子,及时发现幼儿的不适症状和体征,及时采取救治和保护措施。

学前儿童生病的迹象可从以下方面观察和检查。

(一)精神及神情

健康的幼儿活泼好动、爱玩,对周围环境事物的兴趣浓厚。而生病的孩子会表现出烦躁不安、疲倦嗜睡、不爱玩、哭闹等精神方面的异常。除此之外,生病的孩子还会出现眼神呆滞,有尖声啼哭等现象。

(二)皮肤

健康的幼儿面色红润。幼儿若面色苍白或发黄,下眼皮翻开也明显缺少血色,则显示幼儿可能患有营养不良性贫血;若皮肤与虹膜同时染黄,则说明幼儿患有黄疸;若面色红中带微紫,则表示可能患有高热;若颊部、口唇、鼻尖等处发绀紫,则提示幼儿可能患有先天性心脏病;若幼儿面色苍白,皮肤有暗黄色斑块,巩膜部位有蓝斑,则提示幼儿体内可能感染了蛔虫。皮下脂肪的厚薄,则表示儿童营养状况的好坏。

(三)饮食

一般学前儿童在生病时食欲都比较差,并伴随一些症状,如:平时食欲好,突然不想吃饭,尤其厌恶油腻食品,并伴有恶心、呕吐,这常是传染性肝炎的表现;若儿童食欲逐渐减退,脸色渐渐失去红润,则应检查血红蛋白等。

(四)睡眠

正常学前儿童在上床后应很快入睡,睡得安稳,无鼾声,身上可有微汗。如果幼儿以往入睡很快,现入睡困难或睡眠不安,则提示幼儿可能不能适应新的环境、精神紧张或患有佝偻病;嗜睡常是脑炎、脑膜炎等疾病的早期表现。

(五)大小便异常

1. 大便异常

(1)脓血便:大便次数多,刚便完又想去,总有排不尽大便的感觉,并伴有发烧,大便为脓血样,这是细菌性痢疾的表现。

(2)"果酱样"大便:学前儿童阵阵腹痛,频频呕吐,大便呈"果酱样",这可能为肠套叠,2岁以下幼儿多见。

(3)"白陶土样"大便:粪便呈"白陶土样",同时尿色加深,提示幼儿可能患有黄疸性肝炎。

(4)"柏油样"大便:假如学前儿童未见流鼻血,大便呈"柏油样",则表示发生了消化道出血,应立即诊治。

2. 尿色尿量异常

正常的尿液清晰透明,呈淡黄色或琥珀色。如果尿的颜色出现明显异常,则是疾病的信号。尿量明显减少,眼皮水肿,常是肾脏疾病的表现。腹泻伴有尿量明显减少,是脱水的表现。排尿次数明显增加,一点儿也憋不住尿,常是泌尿道感染的症状。

(六)囟门

前囟凹陷。前囟未闭的幼儿,可以因脱水而囟门松弛、凹陷。

前囟鼓出。幼儿取坐位时,前囟紧张、鼓出,主要见于脑膜炎、脑炎等颅内压力增高的疾病。维生素中毒后也可出现这种现象。

（七）其他

如检查眼睑是否肿胀、下垂或出血，结膜是否充血；拉动外耳时有无痛感，耳道有无耵聍、脓液；口腔有无口臭，口腔黏膜是否干燥、发红或出血，有无溃疡，扁桃体是否肿大、吞咽困难与否等。如鼻腔出现慢性黏脓性分泌物，则预示可能患有鼻窦炎。

二、学前儿童常见疾病的预防及护理

（一）呼吸系统常见疾病

1. 感冒

（1）病因。

感冒是学前儿童最常见的疾病，是一种自愈性疾病，冬季和春季发病率最高。感冒是由病毒或细菌等病原体感染所引起的呼吸道疾病，其中90%是由病毒引起的。气候改变、气温冷热失调、空气污染以及与感冒患者接触等是感冒的诱发因素。

（2）症状。

①一般有鼻塞、流鼻涕、咳嗽、发热、乏力、食欲不振等症状，轻者3～4天可痊愈。

②如果高热持续不退、咳嗽加重，应注意鼻炎、肺炎等并发症，并应及时就医。

（3）预防。

①加强体格锻炼，常用冷水洗脸，以增强体质，提高自身的抗病能力。

②养成良好的卫生习惯，营养均衡不偏食。

③居住环境保持干燥通风，避免去空气质量差的公共场所，季节交替时注意保暖防寒。

（4）护理。

①适当补充水分，喝温热的液体，如热水、热汤等。

②补充维生素C。

③用加湿器增加空气湿度，用生理盐水冲洗鼻子等。

④如果3～5天后，孩子的发热、咳嗽等症状不见好转，或者有加重的趋势，就需要及时去医院进行治疗。

2. 肺炎

（1）病因。

①由病毒或细菌感染引起。学前儿童免疫系统的发育不够完善,当细菌或病毒侵入时很容易发生感冒,并可能引发肺炎。肺炎是学前儿童在冬季和春季的常见病。

②学前儿童患佝偻病或感染百日咳、麻疹等传染病,容易引发肺炎。

(2)症状。

大多数患儿有发烧、咳嗽、气喘等症状,严重者面色青灰、精神不振、呼吸困难、烦躁不安、食欲差,甚至出现心功能不全,从而导致死亡。

(3)预防。

①每年春天是疾病高发期,要保持室内环境通风,防止细菌滋生。

②幼儿平时多参加户外运动,多晒太阳,增强身体体质,提高抵抗力。

③沙尘暴及雾霾天气尽量不要外出,避免有害物质刺激呼吸道。

④正确洗手,保持手部清洁卫生;远离患者,防止易感儿之间交叉感染。

⑤合理膳食,均衡营养,多食用富含维生素的水果、蔬菜等可有效预防本病的发生。

(4)护理。

①饮食护理。饮食应清淡、容易消化、富含蛋白质,如鱼、瘦肉、牛肉、牛奶等,增加孩子的营养。

②避免受凉感冒。天气变化时注意保暖,防止病情加重。

③用药护理。掌握正确喂药方法,防止药物误吸入肺部,加重肺部的症状。

④吸痰护理。在痰液比较多的时候,要轻拍儿童背部,使痰液咳出来。如果咳不出来,则可以进行吸痰处理。

3. 扁桃体炎

(1)病因。

扁桃体炎是由溶血性链球菌感染引起的,学前儿童在着凉、疲劳或感冒的情况下易患此病,春季和秋季发病率较高。

(2)症状。

①急性扁桃体炎。发病急,儿童怕冷,高热,体温可达39℃～40℃。学前儿童可因高热而引起惊厥,因咽痛而吞咽困难、头痛、全身不适。

②慢性扁桃体炎。急性扁桃体炎反复发作容易导致慢性扁桃体炎,学前儿童会出现头痛、乏力、咽部不适(发干、发痒、疼痛),严重者可引起风湿热、肾炎等全身性疾病。

(3)预防。

①体弱多病的儿童,应该从提升免疫力着手,积极参与运动,锻炼好身体。在流感高发的季节,可以适量地喝抗病毒的口服液,积极进行预防。

②要保持口腔的清洁,养成经常洗手、早晚刷牙、饭后漱口,多吃青菜、水果的良好生活习惯。

③注意环境舒适。如果是夏天,不要让孩子整天待在空调房间内,要保持室内外温度相差不大,否则孩子进出房间,忽冷忽热容易感冒,由此引发扁桃体炎症。

④作息要规律,养成良好的生活习惯,保证充足的睡眠时间。

(4)护理。

①一旦发现宝宝扁桃体发炎,要及时带孩子到医院就诊。

②遵医嘱用药消炎,对于并发症也要对症治疗护理,当体温超过38.5℃时,要使用退热药。

③扁桃体发炎的儿童消化系统功能会较平时弱,并且可能伴有喉咙痛等症状,饮食上最好给以利消化、不必费力咀嚼的半流质食物,如小米粥、鸡蛋羹等。

④给儿童喝一些牛奶或者果蔬汁以补充营养,注意果蔬汁不能太凉,最好加热到37℃左右。同时一定要多喝水、多小便,以利于细菌、毒素排出体外。

⑤注意让儿童卧床休息。生病期间,儿童一定要休息充分,要避免因玩耍而疲劳。

⑥如果儿童做了扁桃体切除术,整个扁桃体伤口恢复时间大概为两个星期,在此期间,除了以上护理要点,还要在医生的指导下注意防止伤口感染。

(二)消化系统常见疾病

1. 腹泻

(1)病因。

①感染性腹泻。病菌污染食物和餐具等可引起肠道炎症,多发生在夏季和秋季。此外,学前儿童患感冒、中耳炎、肺炎等疾病也可引发消化功能紊乱,导致腹泻。秋季因病毒(多为轮状病毒)感染而发生的腹泻,称为秋季腹泻,易在幼儿园中流行。

②非感染性腹泻。学前儿童消化系统发育不够完善,若吃得太多或食物不易消化,则容易引起腹泻。另外,腹部着凉、吃生冷食物,也可引发腹泻。

(2)症状。

①腹泻症状轻者,一日泻10次以下。大便黄色或黄绿色,呈稀糊状或蛋花样,可见白色或黄白色奶瓣和泡沫,体温正常或低热,食欲正常。

②腹泻症状重者,一日泻10次以上。大便呈水样,有黏液,尿量减少或无尿。机体因丢失水分和无机盐而容易发生脱水、酸中毒,表现为眼窝凹陷、口唇干裂、精神萎靡症状,严重者会出现高热、昏迷症状,可危及生命。

(3)预防。

①锻炼身体以提高疾病抵抗力。

②养成良好的卫生习惯,饭前便后正确洗手。

③饮食合理搭配,营养均衡,冷热均匀,不暴饮暴食。

④天气冷热变换时要及时添减衣物。

(4)护理。

①最为重要的是做好饮食的管理。儿童因为腹泻,抵抗力下降,肠胃消化功能弱,所以应该少量多餐喂养,要避免油腻、刺激性的食物摄入,对于添加过的辅食,可以继续食用,对于没有添加过的辅食,暂时不要添加。

②重点做好肛周、臀部皮肤的卫生护理,防止出现尿布疹。在每一次排便后应该清洗干净臀部,儿童的肛周皮肤用护臀膏外涂。

③重点注意监测儿童的体温,腹泻久了可能会出现由感染引起的发烧。孩子一旦发烧,应该立即带孩子到医院就诊检查。

2. 便秘

(1)病因。

儿童规律生活被打破,饮食不足或饮食习惯突然改变,食物成分不当,患慢性疾病如甲状腺功能减退,营养不良等均会导致胃肠功能紊乱,患有肠道疾病如先天性巨结肠等也可引起便秘。

(2)症状。

患儿平常排便规律改变,排便周期延长,次数减少,排便时有困难,肛门有疼痛感。低龄儿童可表现为烦躁,哭闹,食欲降低。腹部体征可表现为腹胀,左下腹和肛周可触及粗而坚硬的粪块。

(3)预防。

①培养良好的饮食习惯,营养均衡,不挑食偏食,多吃蔬菜、水果、粗粮等高纤维素食物。

②保证正常的作息时间,养成定时排便的习惯。

③低龄儿童如排便间隔时间延长,可按顺时针方向做腹部抚触按摩,促进排便。

(4)护理。

①调整饮食。母乳喂养的宝宝保证奶量,充分喂养,一般不会便秘;配方奶喂养时在两次喂养间隔适量喂水,或适量补充葡萄糖。

②帮助排便。在宝宝肚脐周围顺时针按摩,帮助肠道蠕动,在宝宝表现出使劲时,将膝部弯曲向胸前,提供助力。

③若尝试以上方法后,排便问题仍旧无法解决,建议向儿科医生寻求帮助。

(三)五官系统常见疾病

1. 弱视

弱视是指视力低下,且查不出眼睛有器质性病变,佩戴眼镜也无法使视力达到正常的一种疾病。

(1)病因。

①斜视。斜视会使学前儿童产生复视现象,即看物成双,会产生不舒适感。为了减轻这种不舒适感,大脑会抑制斜视眼的视觉冲动,斜视眼的黄斑功能长期被抑制,便形成了弱视。

②先天性弱视。

③屈光不正或屈光参差,即两眼屈光度数不等,从而导致弱视。

④视觉剥夺。婴幼儿时期,先天性白内障、上脸下垂遮挡瞳孔、不恰当地遮盖某只眼睛等都可导致弱视。

(2)症状。

患有弱视的学前儿童在看书、看电视时离书、电视很近,还有斜视、看东西歪头偏脸、阳光下眯眼怕光等表现。

(3)预防。

①定期为学前儿童检查视力。每年至少检查一次视力,以便早发现、早治疗。

②培养学前儿童良好的饮食习惯,多吃新鲜水果和蔬菜,少吃糖,促进视网膜和视神经的发育。

(4)护理。

①弱视者均应进行散瞳验光,佩戴合适的矫正眼镜或遵医嘱采取其他矫正措施。

②年龄越小,治愈率越高,年龄大于8岁,治疗效果明显下降。

③对弱视应引起广泛重视,学前儿童应在4岁前检查视力和眼位,以便及早发现,及时治疗。

2. 龋齿

(1)病因。

①口腔卫生不良。残留在牙齿上的食物在口腔细菌的作用下产生酸,腐蚀牙齿形成龋洞。

②食物因素。学前儿童喜欢吃糖,食物太过精细,饮食中缺乏钙、磷、维生素等,都容易引起龋齿。

③牙齿不整齐和唾液因素。牙齿不整齐容易导致食物残渣滞留,唾液分泌少会减少对牙齿的冲洗作用以及中和口腔中酸性物质的作用。

(2)症状。

(1)牙齿硬组织有色、形、质的变化,病牙呈黄褐色或黑褐色。

(2)中度龋齿遇冷、热、酸、甜等刺激会产生酸痛不适感,刺激去除后症状消失。

(3)若龋洞深入牙髓,可导致牙髓炎,引起剧烈牙痛。遇冷、热、酸、甜等刺激会产生痛感,刺激去除,疼痛仍会持续一段时间。

(3)预防。

①养成良好的卫生习惯,早晚刷牙。

②少吃酸性食物,睡前不吃零食,少吃含糖量高及硬的食物,多食用含钙、无机盐、粗纤维等营养食物。

③定期体检,发现牙齿异常及时处理。

(4)护理。

①一旦发现幼儿患有龋齿,应及时去医院诊治,以免病情加重。很多人误以为"反正乳牙会换掉,没有必要去看",其实不然,如果乳牙过早脱落,则会影响恒牙的萌出及恒牙列的形成。

②在龋齿治疗后,一定要做好口腔卫生工作,养成正确刷牙的良好习惯。只有口腔环境清洁了,才不会再次引起菌斑残留,龋齿也就不会复发了。

③为龋齿患儿准备的食物不能过硬或者黏性过大,以防止牙齿修复部位损坏。

④平时还要注意按时去医院复诊,进行口腔常规检查。

3. 中耳炎

(1)病因。

①学前儿童的咽鼓管短而宽,位置接近水平位,在上呼吸道感染后,鼻咽部的病菌可由咽鼓管进入中耳,引起中耳发炎。捏鼻过于用力、吃奶呛咳、呕吐等也易使细菌进入中耳。

②掏耳朵时不慎损伤鼓膜,病菌进入中耳导致发炎。

③患麻疹、猩红热等传染病可并发中耳炎。

(2)症状。

发病急,病初为感冒症状,并伴有发热,耳痛剧烈。患儿常表现出哭闹、烦躁、睡眠不安。继而脓液穿破鼓膜流出,耳痛减轻,期间有短暂性听力下降的现象。若及时治疗,鼓膜穿孔可愈合,听力可恢复正常。若延误治疗或治疗不彻底,可转为慢性化脓性中耳炎,表现为耳道持续或时断时续地流脓,可导致听力下降,甚至耳聋。

(3)预防。

①加强锻炼,提高身体免疫力。

②养成良好的卫生及饮食习惯,营养均衡不挑食,避免过量食入刺激性食物。

③给孩子洗头、洗澡时注意不要让脏水进入耳道。

④教给孩子正确擤鼻涕方法,预防感冒,患感冒后要及时治疗。

(4)护理。

①应该让孩子养成合理的作息习惯,同时饮食方面要清淡。

②给孩子洗头、洗澡时要保护好耳朵,避免外耳道进水,以免加重中耳炎的症状。

③如果孩子的鼻涕很多,则一定要用黏液促排剂,避免加重孩子中耳炎的症状。由于鼻子和耳朵是相通的,如果鼻腔引流不好,则中耳炎很难完全治愈。

④需要加用消炎的药物来减轻孩子的临床症状,常用的是希刻劳,用药之前需要明确孩子对头孢没有过敏史。

(四)皮肤系统常见疾病

1. 湿疹

(1)病因。

湿疹是婴幼儿常见的一种过敏性炎症皮肤病。患儿大多是过敏性体质,致敏原可能是某些食物,如牛奶、鱼、虾、蛋等,也可以是羊毛制品、化纤品等。

(2)症状。

湿疹多发于乳儿期,主要出现在双颊、眉部、头皮、耳后等部位,小米粒大小,有痒感,可渗出液体,干后结成黄色痂皮。一般在断奶后可自然痊愈。

(3)预防。

①保持室内通风。

②儿童衣服要宽大、干燥,避免穿化纤内衣,并勤换洗。

③天气炎热时儿童应常用温水洗澡,以保持皮肤清洁,浴后敷用痱子粉或爽身粉。

④夏季应多给学前儿童喝绿豆汤、金银花水,忌食辛辣刺激性食物及浓茶、咖啡等。

(4)护理。

①选择适合儿童用的保湿霜,同时进行适度的阳光浴。

②避免洗澡的时间过久,同时水温不要太高,洗完澡后要及时保湿处理。

③若湿疹严重,则可以使用低效的糖皮质激素,大部分湿疹在外用糖皮质激素药膏后,都是可以得到有效缓解的。如果确实病情严重,瘙痒厉害,则应尽快就医。

2. 痱子

(1)病因。

痱子是皮肤汗腺开口部位的轻度炎症。夏季天气炎热,出汗多,汗液将皮肤浸软,再加上皮肤上的污垢堵塞汗腺口,使汗管破裂,汗液渗入周围组织,形成痱子。

(2)症状。

①痱子多出现在出汗多或容易产生摩擦的部位,如头皮、前额、颈部、胸部、腋窝、大腿根等部位。

②皮肤先出现红斑,继而出现针尖大小的小疹或水疱,有刺痒感和灼热感。

③若发生继发性感染可形成痱毒,起初为米粒大小的脓包,继而发展为黄豆大或杏

核大的脓包,后慢慢变软、溃烂,流出黄稠的脓液。

(3)预防。

①保持衣服干净整洁。

②要根据温度和环境变化及时给儿童增减衣物。如果夏天还穿得比较多,就不利于孩子正常排汗散热,自然就会长痱子。

③每天洗澡,保证清洁。

④每天洗完澡后一定要使用婴幼儿专用的爽身粉,爽身粉的作用主要是保持儿童肌肤的适度干燥,同时能起到保护皮肤的作用,这也是预防痱子最常用的措施。

(4)护理。

①避免出痱子的皮肤受到不良刺激,皮损部位要保持凉爽干燥。

②避免大量出汗,这是因为大量的汗液会促使痱子加重。

③选择穿宽松衣服,减少摩擦。

④处于炎热的环境里,要降低皮损部位的温度,应该洗温水澡来帮助缓解痱子。

(五)营养性疾病

1. 缺铁性贫血

缺铁性贫血是学前儿童的多发病,主要是红细胞内铁缺乏引起血红蛋白合成减少所致。

(1)病因。

①先天储铁不足。正常胎儿从母体中获得的铁量足够出生后3个月造血所需。早产儿和双胎儿体内储存的铁量较少,且出生后生长发育迅速,容易产生缺铁性贫血。

②食物中铁摄入量不足。母乳和牛奶中的铁含量均比较低,植物性食物中所含铁的吸收率低,而肉类中铁的吸收率高。当学前儿童摄入肉类不足时,容易缺铁。

③生长发育过快。学前儿童生长速度越快,对铁的需求量越大,就越容易缺铁。早产儿和双胎儿最易发生缺铁性贫血。

④疾病因素。长期腹泻可导致铁流失过多,钩虫病可引起肠道失血而使铁流失,引起贫血。

(2)症状。

①患儿面色苍白,口唇、指甲、手掌、睑结膜等处缺少血色。

②精神不振或烦躁不安,易疲劳,食欲不振。

③呼吸、脉搏次数加快,活动后感觉心慌、气短。

④由于脑组织供氧不足,长期贫血会影响学前儿童的智力发展。

(3)预防。

①做好儿童保健工作。

②提倡母乳喂养,合理添加辅食,婴幼儿食品适当加入铁剂,强化补铁;饮食中及时添加含铁丰富的食物,如鱼肉、动物肝脏、紫菜、海带、木耳等;多吃新鲜蔬菜及水果,补充维生素C,促进铁的吸收。

③早产儿及低体重儿早期适量补充铁剂,可有效预防疾病的发生。

(4)护理。

①保持居室环境安静,空气流通。患儿的抵抗力低,很容易消化不良、腹泻,感染肺炎等疾病,因此保持环境安静,有利于患儿休养。

②注意合理喂养,多吃富含铁的食物。

③遵医嘱服用铁剂。

④严重贫血的患儿,一定要减少户外活动,尽量卧床休息。

2. 维生素 D 缺乏性佝偻病

佝偻病是由缺乏维生素 D 而引起的体内钙、磷代谢紊乱和骨骼发育异常的一种慢性营养性疾病。

(1)病因。

①日光照射不足。人体皮肤中的 7-脱氢胆固醇,在接受阳光中的紫外线照射时,会转为维生素 D。若未接受足够的日光照射,则容易导致维生素 D 缺乏。

②维生素 D 摄入不足。天然食品中的维生素 D 含量很少,不能满足婴幼儿的生长发育需要。

③生长过快。婴幼儿生长速度过快,对维生素 D 和钙的需求量增加,如未及时补充,则容易引起佝偻病,双胎儿和早产儿最多发。

④疾病或药物影响。例如,长期腹泻可影响婴幼儿对钙、磷的吸收和利用。

(2)症状。

2岁以内的学前儿童若缺乏维生素 D,会出现睡眠不安、爱哭闹、夜惊、烦躁不安、多汗、枕秃等症状。如不及时治疗,则可引起骨骼和肌肉病变,表现为方颅、前囟晚闭、串珠肋、鸡胸,婴幼儿学步后会出现"O"形或"X"形腿。

(3)预防。

①提倡母乳喂养,乳母要食用含钙丰富的食物,多在户外活动,晒太阳。

②要适时增服鱼肝油,要多吃富含维生素 D 和钙的食物,如蛋黄、奶豆、虾皮等,少吃油脂类食品。

(4)护理。

①定期户外活动。家长应带患儿定期进行户外活动,直接接受阳光照射。

②预防骨骼畸形和骨折。避免过早、过久地坐、站、走,以防发生骨骼畸形。严重佝

佝偻病患儿肋骨、长骨易发生骨折,应避免重压和强力牵拉。

③加强体格锻炼。对已有骨骼畸形可采取主动和被动运动的方法矫正。如遗留胸廓畸形,可做俯卧位抬头展胸运动;下肢畸形可施行肌肉按摩,"O"形腿按摩外侧肌,"X"形腿按摩内侧肌,矫正畸形。对于行外科手术矫治者,家长应正确使用矫形器具。

④补充维生素 D。

⑤预防感染。

3. 儿童肥胖症

因过量的脂肪储存在体内而使体重超过同年龄同身高儿童体重平均值 2 个标准差,可诊断为肥胖症。

(1)病因。

主要是进食过多,特别是甜食和高脂肪的食物摄取太多,平时活动太少。此外,遗传及心理因素也有一定的作用。

(2)症状。

食欲旺盛、食量超常、偏食;懒动、喜卧、爱睡。体格发育较正常儿童迅速,体重明显超过同年龄同身高者。

(3)预防。

①保持良好的生活习惯,注意膳食平衡,不暴饮暴食。

②要让孩子了解运动的重要性,自小养成坚持运动的好习惯,早期预防肥胖的发生。

(4)护理。

①饮食管理。若要使肥胖儿体重减轻,就必须限制饮食,让患儿每日摄入的总能量低于机体消耗总能量。

②制定运动计划。在限制饮食的同时,增加运动量和能量消耗。

③解除精神负担。有些家长对于子女的肥胖过分忧虑,到处求医,对患儿的进食习惯经常指责,干预过甚。这些都可引起患儿的精神紧张,甚至产生对抗心理,应注意避免。

(六)肠道寄生虫病

1. 蛔虫病

(1)病因。

蛔虫病是因蛔虫寄生于人体小肠内而患上的学前儿童常见的寄生虫病。感染性虫卵污染了食物、水、手后,学前儿童若吃未洗或未洗净的瓜果、蔬菜,喝生水,或者吸吮手指,都可将虫卵吞入而感染蛔虫病。

(2)症状。

①最常见的症状是腹痛,可反复发作,疼痛部位在脐周围,疼痛无定时发作。

②蛔虫病会影响肠道功能,可导致消化功能紊乱和吸收障碍,引起营养不良、贫血、生长发育迟缓。

③蛔虫排出的毒素刺激神经系统,可导致出现睡眠不安、磨牙、易惊醒、烦躁不安等症状。过敏体质的学前儿童可出现荨麻疹、皮肤瘙痒等过敏症状。

④可引起胆道蛔虫病、蛔虫性肠梗阻、蛔虫性阑尾炎等并发症。

(3)预防。

①教育学前儿童讲究饮食卫生和个人卫生,不吃未洗净的瓜果蔬菜,不喝生水,饭前便后要洗手,不吸吮手指。

②不随地大小便,粪便无害化处理,消灭蛔虫卵。

③每年6－7月,学前儿童最容易感染蛔虫卵,托幼园所应于9－10月对学前儿童进行集体驱虫。

2. 蛲虫病

蛲虫病是指蛲虫寄生在人体回肠下端、盲肠、结肠和直肠而引起的一种疾病,常见于幼儿。

(1)病因。

吸吮被蛲虫虫卵污染的食物或手指等,或吸入含有蛲虫虫卵的灰尘而被感染。

(2)症状。

①成虫一般夜间由结肠爬到肛门周围及会阴部产卵,因此上述部位会感觉瘙痒,影响学前儿童睡眠。

②肛周和会阴部可因患儿用手挠痒而发炎或感染。

③蛲虫若爬入女童外阴、尿道,可致阴道炎、尿道炎。

(3)预防。

①避免自身重复感染,婴幼儿应穿满裆裤睡觉,早晨起床后立即洗手。

②勤换、勤洗、勤晒内衣裤及被褥,常剪指甲。患儿的内衣裤及被褥应消毒。

③托幼机构应进行集体防治,玩具、用具要经常清洗、消毒或经紫外线照射。

在日常工作中如何做好疾病的预防工作?

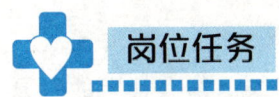

结合幼儿园见习经历,完成对学前儿童龋齿情况的调查,并完成调查报告。

探寻二　学前儿童易患传染病及预防

什么是传染病？

　　中二班的小明周一早晨入园后，出现低烧、咽痛和咳嗽等类似感冒的症状。午饭前洗手时，张老师发现小明的手心和肘部出现了小米粒大小的灰白色疱疹。而后，小明在吃饭时明显食欲不振，还会流口水。张老师心生警觉，检查小明的口腔和足底。检查完，张老师感觉到事态的严重性，马上报告给园长，并通知小明的家长将小明送到医院检查。同时，张老师让中二班全体放假，并要求家长在家对幼儿进行隔离观察。

　　小明得的是什么病？为什么张老师会如此紧张？为什么中二班要全体放假，并要家长在家里隔离观察幼儿？

一、传染病基础知识

（一）传染病的概念

　　传染病是指由病原体引起的，能在人与人、动物与动物或人与动物之间相互传染的疾病。学前儿童的免疫力较低，对疾病的抵抗力较弱，容易感染传染病，尤其是在集体机构中，学前儿童接触密切，容易使传染病迅速传播并造成流行病。

（二）传染病的基本特征

1. 有病原体

　　传染病的病原体包括病毒、细菌、衣原体、寄生虫等。每种传染病都有特定的病原体，如麻疹的病原体是麻疹病毒，结核病的病原体是结核杆菌。

2. 有传染性

所有传染病都具有传染性,其病原体可经一定的途径传染给易感者,引发传染病。每种传染病的传播途径各异,传染程度不同。

3. 有免疫性

传染病痊愈后,人体对该传染病产生不感受性,称为免疫,也就是产生了抗体。不同传染病产生的免疫程度是不同的,有的传染病感染一次就终生免疫,如水痘、麻疹等;有的传染病的免疫时间却很短,如流行性感冒。

(三)传染病流行的三个环节

传染病的流行必须具备传染源、传播途径和易感人群三个环节,缺少其中任何一个环节,都不能形成流行。当传染病流行时,切断其中任何一个环节,流行即可终止。

1. 传染源

传染源是指传染病患者、病原体携带者和受感染的动物。病原体可存在于传染源的呼吸道、消化道、血液或其他组织中,并能通过传染源的排泄物或分泌物直接或间接地传染给健康的人。就大多数传染病来说,传染病患者是主要的传染源。

2. 传播途径

病原体由传染源到达健康人体内所经过的途径叫作传播途径。传染病的主要传播途径有以下几种。

(1)空气飞沫传播。病原体随同患者或携带者说话、咳嗽、打喷嚏等产生的飞沫散布到周围的空气中,使他人受感染。空气飞沫传播是呼吸道传染病的主要传播途径。

(2)饮食传播。消化道传染病主要通过饮食传播。病原体污染了食物和饮用水,经由消化道进入易感者体内形成感染。细菌性痢疾、甲型肝炎、伤寒等通过此方式传播。

(3)接触传播。接触传播包括直接接触和间接接触。因传染源与易感者直接接触而传播的疾病有狂犬病、破伤风等。传染源排出的病原体可污染日常生活用品,如衣物、毛巾、玩具等,易感者接触后也易被感染,如乙型肝炎、沙眼等都可通过此途径传播。

(4)虫媒传播。病原体通过媒介昆虫(如蚊、蚤、虱等)直接或间接地传入易感者体内,形成感染。例如,流行性乙型脑炎、疟疾、斑疹伤寒、鼠疫等。

(5)医源性传播。医源性传播是指医务人员在检查、治疗、预防疾病或实验操作过程中造成的传播。例如,输入了受污染的血液,注射时使用了受污染的针头、注射器等,都可造成感染。

(6)母婴传播。母婴传播包括胎盘传播、哺乳传播和母婴密切接触传播。艾滋病的传播途径之一就是母婴传播。

3. 易感人群

易感人群是指对某种传染病缺乏免疫力而容易被感染的人。例如,容易发生流感

的学前儿童就是流感的易感人群。

(四)传染病的预防

消灭和控制传染病的流行,必须坚决贯彻"预防为主"的方针。针对传染病流行的三个环节,可采取必要的预防措施。

1. 控制传染源

传染源是引发传染病的根源所在,因此,要预防传染病的发生和流行,首先要控制和消除传染源。例如,禽流感流行期间,禁止活禽交易活动,使人不接触各类活禽;流行性出血热的传染源是老鼠,预防此传染病的措施就是消灭老鼠。

2. 切断传播途径

传染源排出的病原体需要经过一定的方式传给易感者,因此,切断传播途径是预防传染病的重要措施。针对不同的传染病类型,应采取不同的预防措施。例如,预防呼吸道传染病的措施是与患者保持距离,避免与患者近距离接触,戴口罩等。

3. 提高易感人群的抵抗力

注射疫苗是保护易感者的最好方法,很多传染病都可以通过注射疫苗来预防,有些传染病也可以通过服用药物来预防。

易感者平时应积极锻炼身体,增强身体素质,提高抵抗疾病的能力。同时,应注意养成良好的卫生习惯。

二、学前儿童易患传染病及预防措施

(一)呼吸道传染病

1. 流行性感冒

(1)流行特点。

流行性感冒是由流感病毒引起的急性呼吸道传染病。流感病毒易发生变异,当人群对变异病毒尚无免疫力时,有可能引起全球性大流行。流感病毒通过飞沫传播,起病3日内传染性最强。飞沫污染手、衣物等也可发生间接传染。

(2)症状。

患者常有1~3天潜伏期,轻型流感仅有轻度发热及呼吸道症状,2~3天可自愈。重型流感起病即有乏力、高热、寒战、头痛、全身酸痛等全身中毒症状,可有流涕咽痛、干咳等上呼吸道感染的症状,有时伴有结膜充血,一般病程4~7天。从潜伏期末到发病的急性期都有传染性。婴幼儿发病多为肺炎性流感,可迅速出现高热、咳嗽、呼吸困难及嘴唇发绀等症状,严重者可出现心、肝、肾等重要器官功能衰竭。

(3)预防。

①注意室内空气流通,幼儿活动的教室、休息室和餐厅都应定时通风。

②加强户外体育锻炼,提高身体抵抗力。

③秋冬气候多变,注意加减衣服。

④有条件的地区和儿童最好接种流感疫苗。

(4)护理。

高热时应卧床休息。学前儿童居室要有阳光,空气新鲜。学前儿童要睡眠充足;多喝开水;饮食应有营养,易消化。对高热学前儿童应适当降温,可用药物降温或物理降温。

2. 麻疹

(1)流行特点。

麻疹是由麻疹病毒引起的呼吸道传染病,病毒存在于患者的口、鼻、眼等分泌物中,主要经飞沫传播,传染性很强,多发于冬季和春季。患后可终生免疫。

(2)症状。

病初有发热、咳嗽、流鼻涕、眼睛怕光、流泪等症状,2～3 天后,患者口腔两侧的上颚黏膜出现针尖大小的灰白色小点,外周有红晕,叫科氏斑,是早期诊断麻疹的重要依据。发热 3～4 天后开始出皮疹,出现顺序是耳后、颈部、面部、躯干、四肢,最后到手心、脚心。出疹期间症状加重,高热、咳嗽,常伴有呕吐、腹泻。出疹持续 3～4 天,随后开始消退,体温逐渐恢复正常。皮疹消退后留下褐色斑点,2～3 周后完全消失。

(3)预防。

①注意环境卫生和个人卫生,居住环境要温度适宜,通风良好。

②饮食要营养丰富,多补充水分及维生素。

③在该病流行期间尽量不到公共场所去,减少个人感染机会。

④对麻疹病人严格隔离治疗。

⑤预防接种麻疹减毒活疫苗,可起到有效预防作用。

(4)护理。

①保持室内空气清新和湿润,不能对着患者吹风,室温要适宜,不能忽冷忽热。

②注意口、鼻、眼的清洁。多喝开水清洁口腔,用棉签清理鼻腔分泌物,经常用温开水清洗眼部。

③出疹期的饮食应清淡易消化,恢复期应适量添加营养丰富的食物,有利于患者恢复。出疹期间喝芦根水,可促进血液循环,有利于皮疹出透。

④注意预防肺炎、喉炎等并发症,若出现并发症则应及时治疗。

3. 流行性腮腺炎

(1)流行特点。

流行性腮腺炎是由腮腺炎病毒引起的一种儿童急性呼吸道传染病,腮腺炎患者和健康病毒携带者为主要传染源,病毒主要通过空气飞沫传播,亦可通过唾液及污染玩具直接接触而传播,好发于冬、春季节。

(2)症状。

患儿发病前 2～3 周有流行性腮腺炎接触史。潜伏期 14～25 天,常以耳垂为中心的腮腺肿大和疼痛为首发体征。轻症患者低热,一侧腮腺肿痛,1～4 天后累及对侧腮腺。严重患儿可出现高热,两侧腮腺和周围组织出现重度水肿使容貌变形,并可出现吞咽困难。腮腺肿大 1～3 天达高峰,持续 4～5 天后逐渐消退,恢复正常,全程约 10～14 天。

(3)预防。

隔离患者至腮腺完全消肿为止。接触者可服用板蓝根预防。

(4)护理。

①注意口腔清洁,多用淡盐水漱口。

②多喝水,饮食以流食和软食为主,避免酸辣等刺激性食物。

③若腮腺肿痛则可冷敷,可服用板蓝根治疗。

(二)其他常见发病率较高的传染病

1. 水痘

(1)流行特点。

水痘是由水痘病毒引起的儿童期常见急性出疹性疾病,病后有持久免疫力,一般很少患第二次。病毒主要通过空气飞沫经呼吸道和直接接触疱疹的疱浆而传染,传染性很强。亦可通过接触被污染的用具传播。在托幼园所中易感者接触后 80%～90% 发病。

(2)症状。

患儿常有水痘病患接触史,发病初期症状较轻,常有低热、烦躁、食欲下降等症状。1～2 天后会觉得皮肤发痒,出现皮疹,皮疹首发于头、面和躯干,继而扩散到四肢,末端较少,呈向心性分布。初起时为不高出皮肤表面的斑疹,24 小时左右可变为绿豆大小水泡,周围有红晕,疱疹水样透明。1～2 天后疱疹开始干燥,中间塌陷,结痂并将好转。在同一时期斑疹、丘疹、疱疹、结痂皮疹可同时出现,被形象地称为"四代同堂"。痂皮在数天或 2～3 周内脱落,多数不留瘢痕。但如果疱疹被抓破,就可能继发细菌感染而变成脓疱。

(3)预防。

①积极锻炼身体,提高机体免疫力,居室要保持干燥、空气流通。

②加强儿童个人防护,该病流行期间尽量不到人口密集的公共场所。

③水痘患儿要隔离治疗5~6天,防止在易感儿之间传播。

④预防接种水痘减毒活疫苗能有效预防易感儿发病。

(4)护理。

①保持皮肤清洁,衣物、床单要勤换洗。

②保持室内空气清新,多喝水,饮食应清淡易消化。

③勤剪指甲,以免因瘙痒而抓伤皮肤。可涂炉甘石洗剂止痒。

2. 细菌性痢疾

(1)流行特点。

细菌性痢疾是由痢疾杆菌引起的肠道传染病,主要通过病人或带菌者污染的日常用具、餐具、玩具、食品等经粪口传播。本病全年都可发生,多发生在夏、秋两季。

(2)症状。

该病潜伏期较短,一般为1~3天,典型患儿出现发热、腹痛、腹泻、便后有下坠感等症状,伴有黏液便或脓血便,重症者可突发高热、昏迷、抽筋、面色苍白、四肢冰冷、呼吸不畅等症状,如不及时送医院抢救,会有生命危险。急性痢疾一般几天就可痊愈,少数病人病情迁延不愈,发展成为慢性菌痢,可以反复发作。

(3)预防。

①一旦发现感染者应尽快送医院检查就诊,做到早发现、早隔离、早消毒、早治疗,妥善处理患儿的大便,以免流失造成传染。

②对急慢性病人或病菌携带者要及时隔离治疗,对托幼机构公共物品做到有效消毒灭菌处理。

③平时积极锻炼身体,提高机体免疫力,养成良好的卫生生活习惯。

④预防的关键是防止"病从口入",做好饮食卫生、水源及粪便管理,消灭苍蝇,切断传播途径。

(4)护理。

患儿饮食以流质、半流质为主,忌食多渣、油腻或有刺激性的食物。病情好转后逐步改为软饭,并加强营养。排便后,用温水清洗臀部、肛门及臀部皮肤,涂5%浓度的鞣酸软膏。痢疾易使肛门松弛,诱发脱肛,患儿不宜长时间蹲坐在便盆上。注意消毒隔离,患儿饭前便后用肥皂洗手,食具、便盆专用,单独洗涤消毒。护理者亦应注意洗手消毒。

3. 手足口病

(1)流行特点。

手足口病是全球性传染病,该病以发热、口腔和四肢末端出现斑丘疹和疱疹为临床特征,是近年来最常见的小儿传染性疾病。

手足口病是由肠道病毒引起的传染病,最常见的是柯萨奇病毒 A16 型及肠道病毒 71 型。手足口病患者及隐性感染者为传染源,主要通过人群间的密切接触进行传播,患者咽喉分泌物及唾液中的病毒可通过空气飞沫传播。病毒也可通过疱疹液、手、毛巾、手绢、水杯、玩具、餐具、被子、内衣等接触传播,亦可经口传播。

(2)症状。

患儿起病急,发热,口腔黏膜出现散落疱疹,米粒大小,疼痛明显;疱疹周围有炎性红晕,疱内液体较少;手掌或脚掌部出现同样疱疹,臀部或膝盖有时也能见到;部分患儿可伴有咳嗽、流涕、食欲不振、恶心、呕吐、头疼等症状;有的患儿不发热,只表现为手、足、臀部出现皮疹或疱疹性咽峡炎,病情较轻。大多数患儿在一周以内体温下降、皮疹消退,病情恢复。但如果此前疱疹破溃,极容易传染,个别重症患儿病情发展快,有可能导致死亡。

(3)预防。

①在手足口病流行期间,托幼机构要加强对学前儿童的晨检、午检,若发现可疑患儿,则要及时将患儿送到医疗机构就诊,并及时向卫生防疫和教育部门报告。

②对患儿及可疑患儿进行隔离治疗,在本病流行期间尽量避免到人群聚集、空气流通差的公共场所。

③托幼机构对公共物品做到定期消毒。

④培养学前儿童良好的卫生习惯,做到饭前便后洗手、不喝生水、不吃生冷食物;勤晒学前儿童所用衣被;居室经常通风。

(4)护理。

发烧时应卧床休息,多饮水;食物应有营养,以流质、半流质为主;饭后漱口,保持口腔清洁;患儿食具、便具应专用,用后消毒。

4. 流行性乙型脑炎

(1)流行特点。

流行性乙型脑炎(简称乙脑)是由于感染乙脑病毒引起的急性中枢神经系统传染病。猪为本病的主要传染源。疾病流行时,新生仔猪经过一个夏季,100%被感染。乙脑主要经蚊虫叮咬进行传播。蚊虫吸的猪血带上乙脑病毒,再叮咬健康的人体时,会把乙脑病毒注入人体。该病夏秋季多见,学前儿童高发。

(2)症状。

学前儿童感染乙脑病毒后,大多无症状或症状较轻,仅少数患者出现比较严重的中枢神经系统症状,如高热、意识变化、惊厥、呼吸衰竭甚至死亡等。症状轻的患者大多预后良好,而重症患者可能留有后遗症,如意识障碍、痴呆、失语、肢体瘫痪、癫痫发作等。

(3)预防。

①预防接种,注射流行性乙型脑炎疫苗。

②做好防蚊、灭蚊工作,做好环境卫生和个人卫生工作。

(4)护理。

①饮食方面应清淡、富有营养,以流质食物为主。

②多喝水或清凉的天然饮料,以帮助降温。高热的护理以物理降温为主。

5. 急性结膜炎

(1)流行特点。

急性结膜炎俗称"红眼病",是由病毒或细菌引起的传染性眼病。春夏季多见,主要通过日常生活接触传播,各年龄均可发病。

(2)症状。

细菌性结膜炎一般常有脓性或黏性分泌物,早上醒来时上下眼睑被粘住,怕光,眼部疼痛,有异物感。病毒性结膜炎症状略轻,眼分泌物多为水样。结膜炎的发病部位是眼球表面及上下眼睑。内侧结膜发炎表现为白眼珠发红,故名"红眼病"。

(3)预防。

急性结膜炎传染性很强,要重视预防和隔离消毒。教育幼儿不要用手揉眼睛。手绢、毛巾、脸盆等要专用,用后及时消毒。最好用流动水洗脸。成人为患儿用眼药后须认真用肥皂或洗手液洗手。

(4)护理。

可用生理盐水或硼酸溶液清洗眼睛。白天点眼药水,晚上涂眼药膏,忌包扎眼睛,以免分泌物无法排出。

情景模拟:某幼儿园在某日晨检中发现一例手足口疑似病例,作为晨检保健人员,你应该立即采取哪些措施?

利用见习的机会,观察幼儿园教师及保育人员对学前儿童的常见传染病及疾病是如何进行处理的,学习常用护理技巧。

主题 7　学前儿童的安全与急救

本主题从预防托幼机构安全事故、维护和增进学前儿童身心健康、减少意外伤害发生的角度，讲述托幼机构安全教育的重要性，以及学前儿童安全教育的具体内容和方法。本主题旨在让学生树立安全意识，并掌握儿童意外伤害的基本应急处理方法，这是保证学前儿童健康成长的重要环节，也是幼儿园保教工作的重要任务。

通过本主题的学习，你能够

1. 知道托幼机构安全教育的重要性；
2. 熟悉学前儿童安全管理和安全教育的具体内容和方法；
3. 掌握学前儿童意外伤害的急救原则，懂得常用的急救方法；
4. 初步掌握托幼机构突发事件的预防措施与应急处理方法；
5. 树立安全意识，加强工作责任感。

```
                                            ┌ 安全教育是保障学前儿童健康成长的重要举措
                          ┌ 托幼机构安全     ├ 安全教育是落实国家相关法律法规的必然要求
                          │ 教育的重要性     └ 安全教育是提高保教人员安全意识的重要途径
                          │
              ┌ 托幼机构的 │                  ┌ 环境设施要安全
              │ 安全教育   ├ 托幼机构安全措施 ├ 要建立安全检查制度
              │           │                  └ 加强一日生活环节中的安全管理
              │           │
              │           └ 学前儿童安全教育 ┌ 学前儿童安全教育的内容
              │             内容及方法       └ 学前儿童安全教育的方法
学前儿童的 ───┤
 安全与急救   │           ┌ 学前儿童常见意外 ┌ 学前儿童意外伤害的常见类型
              │           │ 伤害的类型与特点 └ 学前儿童意外伤害的常见特点
              │           │
              └ 学前儿童常见的                ┌ 学前儿童意义伤害的急救原则
                意外伤害与急救                │ 学前儿童意外伤害的急救处理程度
                            └ 学前儿童常见意外├ 学前儿童常见意外伤害的急救处理方法
                              伤害的急救处理  └ 学前儿童常用的护理技术
```

探寻一　托幼机构的安全教育

托幼机构为什么要重视安全教育？

　　3月18日，唐老师在幼儿园见习刚好满3个月，直到返校上晚自习写见习笔记时，她郁闷的心情还没缓解。她见习所在的小三班，一天之中发生了7起小意外：小明的手被桌子挤了、户外活动时小强把膝盖磕破了、小敏的眼睛进沙子了、小杰的手被新书划开了小口子……意外事故频发，弄得唐老师不知所措："小朋友怎么这么多事呀？"

　　有没有减少意外事故发生的办法呢？

一、托幼机构安全教育的重要性

　　保障学前儿童安全是托幼机构的首要任务，在托幼机构里，学前儿童处于集体教养的状态，保教人员必须高度重视安全工作和儿童的安全教育。托幼机构的安全教育事关每个儿童的健康成长，牵动着千千万万家长的心，更关系着社会的安定和谐。

（一）安全教育是保障学前儿童健康成长的重要举措

　　学前儿童是祖国的花朵，是家庭和社会未来的希望。《幼儿园教育指导纲要(试行)》指出：幼儿园必须把保护幼儿的生命和促进幼儿的健康放在工作的首位。这就是指明了幼儿园的安全工作、幼儿的安全是至关重要的。学前儿童年龄小，自我保护意识淡薄，安全防范意识弱，极易发生意外伤害。据有关数据统计，全世界每年有100多万14岁以下的儿童死于意外伤害。在我国，意外伤害占儿童死因总数的26.1%，并且这个比例还在以每年7%～10%的速度快速增加。由此可见，学前儿童意外伤害的比例很高。因此，加强安全教育，培养学前儿童的自我保护能力，提高安全防范意识，是保障幼儿健康

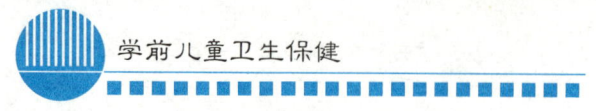

成长的根本性工作。

(二)安全教育是落实国家相关法律法规的必然要求

长期以来,党和政府对中小学和幼儿园学生的安全健康十分重视,全社会也给予了高度关注,陆续出台了《中华人民共和国未成年人保护法》《托儿所、幼儿园卫生保健管理办法》《中小学幼儿园安全管理办法》等一系列法律法规,从法制层面对广大中小学和托幼机构的安全工作和安全教育提出了明确具体的要求。《中小学幼儿园安全管理办法》明确规定,有关教育机构"应当按照国家课程标准和地方课程设置要求,将安全教育纳入教学内容"。要求在开学初、放假前集中开展安全教育;开展体验活动的安全防护教育;开展交通、消防和游泳的安全卫生教育;开展避险、逃生、自救演练等。可见,对学前儿童进行安全教育是托幼机构的职责所在,更是落实国家相关法律法规的必然要求。

(三)安全教育是提高保教人员安全意识的重要途径

保教人员是学前儿童在托幼机构的监护人,负责精心照料儿童的日常生活。避免、防止意外事故的发生,是保教人员的工作职责。保教人员应明确了解学前儿童容易出现的意外种类,提高防范学前儿童意外事故的能力,全面掌握有关学前儿童安全教育专业知识及事故处理的技能,牢固树立"安全第一,预防为主"的思想,始终把确保学前儿童的安全放在第一位。保教人员应工作认真负责,不随意离岗,做好学前儿童的安全保护工作,严防意外事故的发生,确保各项工作顺利开展。

二、托幼机构的安全措施

(一)环境设施要安全

1. 室外安全

(1)选址和房屋安全。托幼园所要远离公路、铁路等交通设施。房屋的质量、设计要规范科学,通风、采光等设施的安全、用电用火的安全等要符合国家标准。

(2)场地和设施安全。户外有足够的场地和大型的游戏器械,场地要平整、防滑,器械要结实、牢固,要每天检查和及时维修。

(3)应急设备和通道安全。托幼园所要有一定数量的灭火器和急救器械,并培训执教员工都会使用。安全通道标志清楚、通畅,幼儿和教师要熟悉疏散路线。

2. 室内安全

(1)地面、空间安全。室内地面要防滑、舒适。特别是盥洗室地面要时刻保持干燥,避免幼儿滑倒。活动室各活动区和睡眠室空间布局合理。保证幼儿室内游戏活动的足够空间以及制定每个空间的使用规则,保证幼儿的活动有序安全。

(2)家具、玩具设施安全。桌椅板凳、柜橱、床、盥洗用具应符合幼儿尺寸比例及做工要求,无尖利棱角,选材无毒、无害,符合国家验收标准。玩具、图书的材料、制作工艺和内容等无毒无害、健康安全。

(3)热水瓶、消毒柜、电插座应放置在幼儿拿不到的地方,以免造成伤害。火柴、小刀、剪刀等为危险物品,要避免幼儿直接接触,应妥善存放。

(4)药品、洗涤消毒用品要安全保管和使用。药品、洗涤消毒用品要放置在专门的橱柜内,上锁并由专人保管。

(二)要建立安全检查制度

1. 接送安全制度

幼儿入园和离园环节是幼儿丢失的重要时间段,为防止陌生人和坏人把幼儿接走,也防止幼儿自行离园,托幼机构必须严格实施接送安全制度,保证幼儿的安全。

2. 班级一日生活安全制度

幼儿在班级里一日生活中吃饭、喝水、盥洗、如厕、游戏等各个环节都有危险的因素存在,为了保证教师对每个环节的危险有预见性,托幼机构规范一日生活的安全管理和检查制度,使教师形成惯性思维,可以大大避免教师因工作疏漏造成的危险。

3. 饮食安全制度

厨房制作饮食的环节是安全隐患较大的,为了保证幼儿饮食的安全,托幼机构必须对饮食的采购、清洗、加工等环节密切监管,形成规范流程,避免危害。

4. 水、电、火安全管理制度

水、火、电的安全疏忽一直在儿童伤害事故中占较大比例。托幼机构的水、火、电的安全管理依然需要密切关注。电器使用不规范是引发火灾的主要因素,热水、热饭的管理不规范也是重要隐患。托幼机构要制定和执行严格的检查规范制度,避免危险的发生。

5. 用具安全检查维修制度

游戏材料、器械、场地、桌椅、玻璃、橱柜等都会随着使用产生老化,因此,用具安全检查和维修制度是一项重要制度,定期的检查和及时的维修可以确保安全。

6. 安全教育制度

安全教育可以普及安全知识,提高人员的安全意识,也可以提高幼儿的自我保护能力,因此制定和执行安全教育制度就成了减少危险的预备性工作。

7. 健康安全制度

安全是保证幼儿健康发展的前提,身体、心理的健康需要健康安全制度来保证。托幼机构需要规范教师及工作人员的言行举止以及开展必要的健康安全教育,如在体育活动中让幼儿进行安全活动,科学地设计安排活动内容和活动量等。

8. 安全预警机制和突发事件预案

托幼机构在危险来临之际应有预警和预案。如外出活动必须有详细的安全预案,举办大型演出活动应有突发事件预案。

以上每类制度都必须细化到每个环节,责任落实到每一名教职员工,并制定一定的奖惩办法。只要园长带头、教职工齐心就能很好地施行制度。

(三)加强一日生活环节的安全管理

《幼儿园教师专业标准(试行)》在"教师专业能力"中要求教师"有效保护幼儿,及时处理幼儿的常见事故,危险情况优先救护幼儿",对幼儿教师提出了具体要求和规范。为确保幼儿的一日生活安全,托幼园所应加强幼儿一日生活的安全管理,杜绝安全事故。

1. 入园环节

教师应站在活动室门口,亲切接待幼儿与家长,检查幼儿所带物品,切实防止将小刀、小玩具等物品带入班内。同时可询问家长幼儿情况(情绪及健康状况等),妥善处理异常情况;在接待家长的同时,要随时观察活动室内其他正在活动的幼儿;做好班级幼儿的点名工作,并做好记录,了解出勤情况。

2. 盥洗环节

教师应保证每个幼儿都在自己的视线范围里;检查盥洗室地面,发现积水和潮湿应及时用拖把拖干;注意盥洗室的幼儿人数,分组分批进行盥洗,避免拥挤,发生意外;观察幼儿大便情况,发现异常,及时与保健医生、幼儿家长沟通联系。

3. 户外活动环节

活动前提醒并帮助幼儿整理好服装,特别注意系好扣子和鞋带;上下楼梯要组织幼儿排队,幼儿排队队伍前、中、后都各需要一位教师(保育员)。

4. 室内活动环节

教师提供给幼儿的操作材料必须是无毒、安全的。教师要结合幼儿的年龄特点和操作材料的特性,采取多种形式对幼儿进行安全教育,防止意外事故的发生;在集体教学活动中,如有个别幼儿有特殊需要或出现特殊状况(如上厕所、喝水、发烧等),带班教师应请配班教师或保育员跟随照看,协助处理;组织幼儿活动时,要选择安全保障设施齐备的地方或场所,应先派相关人员进行实地考察,确认无安全隐患后,方可活动。

5. 游戏环节

教师要注意游戏材料的安全,经常检查,及时更新破损和不安全的游戏材料;提醒幼儿遵守游戏规则,以此来避免事故的发生;教师要保证能观察到所有幼儿的游戏情况,发现异常及时制止。

6. 午餐与午睡环节

餐前、餐后要提醒幼儿不做剧烈的运动;进餐时提醒幼儿细嚼慢咽,注意细小的骨头、鱼刺,并在进餐过程中不说笑;教师要保证午睡室空气流通,不使用蚊香、接线板等危险物品,幼儿床铺要远离插座、窗户等;午睡时检查幼儿嘴里、手中有无异物,帮助女孩取下发饰,确保安全;教师要巡视幼儿的睡眠情况,观察幼儿的面部表情,发现不良睡姿应立即纠正,发现异常及时做好应急处理;起床时观察幼儿情绪或身体状态有无异常,带领幼儿离开午睡室时,要清点幼儿人数,不要让穿衣速度慢的幼儿独自留在午睡室。

7. 离园环节

离园准备时再次清点核实幼儿人数;教师要亲自将每一位幼儿交到家长手里,严禁出现幼儿自己离班、离园、被陌生人接走现象,确保交接安全。对代接幼儿的,必须与家长联系确认并经幼儿确认后方可领走;下班前关好门窗,关闭所有电源(消毒灯除外)。

三、学前儿童安全教育的内容及方法

《幼儿园教育指导纲要》对幼儿园安全教育目标和要求提出了明确规定,要求幼儿"知道必要的安全保健知识,学会保护自己",在教学内容和方法上要"密切结合幼儿的生活进行安全、营养和保健教育,提高幼儿的自我保护意识和能力"。

(一)学前儿童安全教育的内容

学前儿童安全教育的内容主要有三个方面:安全和自我保护意识的培养,安全知识与技能的教育、规则意识和安全习惯的养成。

1. 安全和自我保护意识的培养

学前儿童需要安全的环境,但世上没有绝对安全的环境,无论是幼儿园,还是家庭或公共场所,都难免存在一定的安全隐患。因此,提高学前儿童自身的安全意识,让学前儿童学会自我保护,显得尤为重要。3~6岁的学前儿童大脑发育速度较快,已能较好地认识外界事物,较好地调节和控制自己的行为,但好奇心、活动欲望强,自我保护意识薄弱,生活、社会经验少,是非辨别能力差,尚不能准确判断什么是安全的、什么是不安全的,迫切需要成人加以引导、教育。父母和教师可以利用学前儿童模仿能力和求知欲较强的特点,通过讲故事、做游戏等对他们进行教育引导,使他们逐步认识到生活中的危险因素,提高对伤害的预判能力和自我保护意识。儿童需要保护,也需要教育与训练,过分受保护不利于避险能力的培养。父母与教师应对儿童进行必要的安全教育,培养他们的自我保护意识,增强他们的自控能力,同时要注意培养他们独立应对环境、适应环境的能力,以减少意外伤害的发生。

2. 安全知识与技能的教育

与学前儿童相关的安全知识与技能有很多,主要包括:生活安全、水火电安全、食品安全、交通安全、活动安全、自然灾害避险、求救方法等教育内容。

(1)生活安全。

了解幼儿园、家庭生活中各种安全要求,如上下楼梯、出入教室不拥挤、不嬉闹,按次序走;外出活动不擅自离开班级和教师,和爸爸妈妈外出要紧跟大人;不接受陌生人的东西,不跟陌生人走,拒绝他人随便触摸自己的身体。

(2)水火电安全。

①防水知识。教育学前儿童不要在距离水边较近的地方玩耍;游泳时要注意安全,不能到水流湍急处游泳,也不要在饥饿疲劳的情况下游泳,游泳前要做好充分的准备工作,以免在水中腿抽筋,造成溺水事故;遇到同伴溺水,要学会呼救。

②防火知识。要教育学前儿童不玩火,不靠近火源,着火了赶快告诉成人;有简单的防火知识,知道火警电话是119;知道水、土、沙子都能灭火;见到点着的烟头和小火苗时要踩灭它。

③防电知识。教育学前儿童不玩弄电器开关、插头、插座等,不摆弄电器,不靠近电源;知道电的标志,见到高压电标志要远离。学前儿童要知道雷电天气时不要看电视,并提醒成人拔插头;在室外遇雷电天气时,不要在树下避雨,也不要在山坡上或空旷的高地上行走,以免发生被雷击的意外;不要爬到电线杆上玩耍,不要捡拾掉在地上的电线,也不要靠近电线,以防触电。

(3)食品安全。

饮食有规律,不暴饮暴食,进食时不嬉戏打闹、专心就餐;不随便饮用或食用来路不明的食品;不吃不卫生的、变质的食物;吃带刺、带骨的食物时要小心,避免喉咙被卡住。

(4)交通安全。

通过幼儿园教育活动,幼儿要认识交通标志,如红灯、绿灯、黄灯、人行横道线,并知道这些交通标志的意义和作用;懂得基本的交通规则,如红灯停、绿灯行;过马路要看红绿灯,要走人行横道线等。

(5)活动安全。

学前儿童要遵守活动规则,在活动中礼貌谦让,不做危险的动作,特别对于大型玩具、运动器械,要学会正确的使用方法。

(6)自然灾害避险。

通过幼儿园教育活动,学前儿童应了解在恶劣天气、地震、泥石流等发生时的避险知识,掌握简单的逃生技能。

(7)求救方法。

教育学前儿童在独处遇到危险时,大胆向周围人群呼叫,利用一切机会求救;平时要记住家人的联系电话、父母姓名及工作单位;知道110、119、120等求救电话的作用和使用方法。

3. 规则意识和安全习惯的养成

在孩子的生活中,规则很大一部分就是指养成生活规律和行为习惯。孩子喜欢熟悉的生活程序。重复性的、有规律的生活会让孩子有安全感。对生活有预见性,这有利于幼儿保护自己和他人安全。托幼机构要教育幼儿保持群体间和睦相处,善待同伴,遵守公共秩序,尽力避免或减少直接冲突,更不允许咬、打、踢、抓等不当行为;指导幼儿上下楼梯、电梯讲秩序,避免拥挤或者踩踏等不安全情况发生;引导幼儿骑行滑板车、平衡车、自行车安全等。

学前儿童的规则应该是以保护孩子的自身安全、不伤害他人和公物为界限,制定规则并不是为了限制孩子,也不是站在孩子的对立面去管制孩子。相反,规则是为了引导孩子建立良好的行为规范,学会人际互动以及保护自己和他人安全。

(二)学前儿童安全教育的方法

1. 在环境中渗透安全意识

富有内涵的环境创设是托幼园所最直观的教育教具,通过有趣的图片、照片等,布置安全宣传栏或墙饰,托幼园所可让幼儿在环境中潜移默化地受到熏陶,做到"润物细无声"。如在走廊的显眼处,张贴安全疏散示意图,让幼儿在有意无意中认识安全标志。

2. 在主题中强化安全认知

活动是幼儿教育的重要渠道,通过开展丰富多彩的安全主题教育活动,幼儿可增强体验感,加深对安全知识的认知,增强自我保护意识,提高安全防护能力。如开展"保护自己""我是小小安全员"等类似主题活动,让幼儿亲身体验安全自救的方法和技能,增强安全防护意识,提高安全防护能力。

3. 在游戏中学会安全保护

通过创设情景游戏,幼儿可在游戏活动中学习自救和求救方法。如开展"警察叔叔"的角色扮演游戏,让幼儿扮演他们所崇拜的警察叔叔,使幼儿懂得横穿马路要走"斑马线"。让幼儿设想在走失或遇险时应采取的自救自护方法,并进行演练,同时,组织大家讨论哪种方法更好。让幼儿较熟练地说出家庭住址、父母的姓名、电话号码和常用紧急求救电话,了解在不同情况下最有效的自我保护方法,培养幼儿临危不惧、机智勇敢的品质,提高幼儿的自我保护能力。

4. 在生活中养成安全习惯

在幼儿一日生活的各个环节会有许多渗透安全教育的契机。幼儿教师、保育员、保健员等都可以成为安全教育员,时时抓住机会对幼儿进行安全教育。如:教育幼儿在吃饭时不嬉笑打闹,上下楼梯时不能相互推挤等。要随时捕捉幼儿在活动中出现的问题,抓住契机,适时、及时地提醒,进行必要的、合理的引导和教育,让安全意识逐步在幼儿心里扎根,让安全行为逐渐成为习惯。

5. 在演练中培养安全技能

为防止火灾、地震等突发事件对幼儿可能造成的伤害,托幼园所教师可以有组织地开展系列模拟演习活动,让幼儿在演习中学习安全防护技能。例如,为了预防烧伤,教师告诉幼儿万一衣服着火,不要惊慌失措、到处乱跑,而要"停步→倒地→翻滚",让幼儿逐一演习,掌握自救逃生的本领,更好地保护自己。除了让幼儿在学习生活中针对人为事故避险,托幼园所还可以进行一些面对地震、暴风雨等自然灾难的模拟逃生演习,利用录像等现代信息技术,让幼儿提升逃避自然灾害的能力。

如何将托幼园所的安全教育真正做到"润物细无声"?

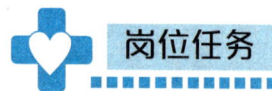

1. 利用幼儿园见习的机会,调查幼儿在园内意外伤害的发生情况。
2. 观摩或者参与一次火灾事故的应急演练。

探寻二　学前儿童常见的意外伤害与急救

在托幼园所,学前儿童常见的意外伤害有哪些?

自由活动刚开始,小佳就哭了起来,李老师立刻过去查看,看见小佳的左手食指被手工剪刀划破了。李老师一边给小佳处理伤口,一边安慰小佳:"还痛吗?马上就不流血了。"李老师很快就包扎好了,说道:"已经包扎好了,过几天就没事啦。"过了一会儿,李老师听见"咚"的一声,发现是小强的腿撞到桌子发出的声音。李老师过去一看,小强腿上被撞的地方已经发青了,他龇着牙,眼泪在眼眶中直打转。李老师说:"小强真坚强,来,老师给你用冰袋敷一敷。"幼儿磕磕碰碰、小伤小痛时有发生,你知道该怎么正确处理这些安全事故吗?

一、学前儿童常见意外伤害的类型与特点

随着我国经济快速发展,学前儿童保健工作得到明显提高,而意外伤害成为导致学前儿童死亡、残疾的主要原因之一。意外伤害的发生与很多因素相关,了解学前儿童意外伤害的常见类型和规律特征,积极采取有效的干预措施,可最大限度地降低意外事故的发生率,减轻意外事故对儿童身心造成的伤害。

(一)学前儿童意外伤害的常见类型

意外伤害是指突然发生的各种事件对人体所造成的损伤,它是一种突发事件,也是人类生活中对生命安全和健康有严重威胁的一类特殊伤病。目前,国际上已将意外伤害归为一类疾病,将意外伤害的常见类型分为交通伤害、溺水、跌落、烧烫伤、中毒、窒息、自杀等14类。据相关调查结果显示,学前儿童意外伤害最常见的类型有车祸、跌落、烧烫伤、溺水、窒息和中毒等。在我国,学前儿童意外伤害以跌落、烧烫伤、交通伤害和中毒

为主。

1. 跌落

在意外伤害中，跌落和坠落都归属跌落伤一类，特指人体由于重力作用突然跌倒或坠落，撞击在同一或较低水平面导致的伤害。随着高层楼房的增多，阳台、门窗、楼梯要安装保护装置；学前儿童好奇心强、爱动，喜欢追逐打闹，冒险爬高，缺乏安全自控能力，要加强引导教育和成长照看；也可以通过安装防护栏或改变坠落面的性质，如软硬程度，加以预防。

2. 烧烫伤

烧烫伤是幼儿经常遭遇的伤害。在日常生活中以热液烫伤最为多见，火焰烧伤其次，少数为化学烧伤或电灼伤。例如：学前儿童将开水打翻，或将放置在不安全处的热油、热汤、热饭掀翻而致伤。

3. 交通伤害

道路交通伤害是指道路交通事故导致的致死性或非致死性伤害。学前儿童是道路交通伤害的主要受害群体之一。学前儿童交通事故的发生与乘车安全措施不到位及步行过马路不遵守交通规则有关，车祸是意外伤害致死的首位原因。车祸后果轻重不一，多见头部受伤、骨折，也有内脏出血、休克甚至死亡的。

4. 中毒

儿童中毒是指儿童由于意识不到危险而吸入或食入毒物，导致暂时性或永久性损害甚至危及生命的过程。常见儿童中毒包括：食物中毒，蛇、蜂蛰中毒，药物中毒，一氧化碳中毒等。

5. 溺水与窒息

溺水是指儿童呼吸道淹没或浸泡于液体中，产生呼吸道等损伤的过程。溺水以夏季为高峰，发生的地点多为池塘、沟渠、粪坑、无盖水井、河流湖泊及其他水域。

窒息是指呼吸道内部或外部障碍引起的血液缺氧状态。例如，在床上睡觉时意外窒息；吸入食物或咽下食物不当引起的呼吸道梗阻；胃内容物反流，进入气道。

6. 诱拐

诱拐是指以欺骗、引诱或者其他手段将孩子带走。在日常生活中，儿童经常会遇到一些陌生人和一些不测事件。例如，当家长不在家的时候，响起敲门声时，孩子在开门的一瞬间，事件也就发生了。因此，对孩子讲清楚处理这类事情的原则，告诉孩子要有警惕心，加强安全教育。

7. 踩踏

踩踏指在某一事件或某个活动过程中，因聚集在某处的人群过度拥挤，致使一部分人甚至多数人因行走或站立不稳而跌倒未能及时爬起，被人踩在脚下或压在身下，在短时间内无法及时控制、制止的混乱场面。托幼园所的踩踏事故常常因在行进的人群中有人摔倒，而后面不知情的人继续向前进而发生。

（二）学前儿童意外伤害的常见特点

1. 种类多且存在年龄性别差别

学前儿童伤害的种类很多。学前儿童随着年龄增长，活动范围扩大，因好奇、顽皮好动而引发的伤害事故越多。从儿童意外伤害的性别构成看，男孩占绝大多数，女孩只占1/10，男孩明显较易发生意外伤害。原因在于男孩生性更好动、探究欲更强，且情感上更易冲动。

2. 突然性

意外伤害大多是突然发生的，由于家长或教师疏忽大意，照顾不周，也有少部分是突然发生的自然灾害。

3. 季节性和时间性

春季是比较适合学前儿童活动、加强锻炼的季节。随着儿童活动量增大，发生意外伤害的可能性大大超过其他季节。因此，托幼机构意外伤害预防应该考虑季节的特点。

很多教师在组织儿童上课或室内游戏后，思想状态由紧张转为放松，对儿童的安全监护也开始有所松懈，儿童也从兴奋期进入疲劳期，体力和自控能力明显下降，这一时间段是学前儿童意外伤害发生的高峰期，托幼机构应该制定相关措施，加强防范意识。

4. 场所的多样性

学前儿童可活动的场地很广泛，包括学校、家庭、商场、游乐场、公园等，而家庭和室外大型游乐场是学前儿童伤害的高发场所。

二、学前儿童常见意外伤害的急救处理

（一）学前儿童意外伤害的急救原则

1. 挽救生命

呼吸和心跳是最重要的生命活动。在常温下呼吸、心跳若完全停止4分钟以上，生命就有危险；若超过10分钟，则很难起死回生。如果患儿呼吸、心跳已很不规律，快要停止或刚刚停止时，还迟迟不采取急救措施，往往会造成不可挽回的后果。因此，当患儿的呼吸、心跳发生严重的障碍时，当务之急是立即实施人工呼吸、按压心脏等急救措施，抓住最初的几分钟时间，帮助患儿呼吸、心跳，以期恢复患儿的自主呼吸，维持血液循环。

2. 防止残疾

发生意外后,在实施急救措施挽救生命的同时,还要尽量防止患儿留下残疾。如幼儿发生严重摔伤时,可能造成腰椎骨折,施救时不能用绳索、帆布等担架抬救患儿,也不能抱或背患儿,这样会损伤脊髓,造成终身残疾,而一定要用门板之类的担架转运患儿。

3. 减少痛苦

意外事故造成的损伤往往是很严重的,常常会给患儿的身心带来极大的痛苦,因而在搬动、处理时,动作要轻柔,语气要温和。不要认为救命要紧,其他都不管不顾,这样会加重患儿的病情。

(二)学前儿童意外伤害的急救处理程序

一般情况下,托幼园所若发生幼儿意外伤害,可采取以下急救处理程序。

初步判断伤情 { 伤情严重:抢救并拨打急救电话→送医院并通知家长。
伤情不严重:保健老师根据伤情进行处置→通知家长。

1. 伤情判断

当学前儿童伤害事故发生时,保教人员一定要保持镇定,并对伤者的受伤严重程度进行初步判断。切忌惊慌失措,这样不仅影响伤情判断,还可导致伤者和其他学前儿童的情绪波动。一般可以根据事故发生的原因、受伤部位、受伤幼儿的神情表现判断受伤严重程度。特别要注意的是,如果幼儿从高处摔下,或者受到较大外力冲击,可能没有出现皮肤破损,但内脏器官有可能已经受伤,若表现出脸色苍白、出冷汗、表情痛苦等症状,则一定要多加观察和注意,必要的话及时送医。如果考虑到伤者可能有颈椎、脊椎骨折,则不要随意搬动伤者,需要慎重处理。

2. 现场急救

当伤者出现大量出血、呼吸道异物堵塞、呼吸或心跳停止等紧急状况时,必须进行现场急救,争取时间抢救生命。

3. 启动紧急预案

在意外伤害发生后,为及时、有效进行处置,控制事态进一步恶化,有必要启动托幼园所意外伤害紧急处理预案。伤情严重的话,立即就地在现场、班级教室内对伤者进行急救,周围其他儿童应马上被带离,并请周围其他教师帮助拨打急救电话,同时通知相关人员等。不管伤情严重与否,都要立即通知家长,客观地告知伤情和处置情况。

(三)学前儿童常见意外伤害的急救处理方法

1. 小外伤

(1)擦伤。

观察伤情：摔倒等导致皮肤破损。

处理方法：根据伤口的深浅进行处理。若仅蹭破了表皮，只需将伤口处的泥沙清理干净即可。如果伤口较深，应该先用凉开水或生理盐水清洁伤口，再用消毒水对伤口由内而外消毒，如出血较多，则包扎止血，如不再出血，处理后无须包扎。若伤势较严重，需到医院治疗。

(2)扎刺。

观察伤情：带刺的花草、竹刺、木刺等扎入皮肤，有时有一部分刺露出皮肤，触摸时有刺痛感。

处理方法：将伤口用自来水或生理盐水清洗。用消毒过的针或镊子顺着刺的方向把刺全部挑、拔出来。挤出淤血，随后用酒精消毒伤口。如果刺扎在了指甲里或难以拔除，应送医院处理。

(3)划伤。

观察伤情：使用剪刀、小刀等文具，触摸纸边、草叶或打碎的玻璃器具、陶器时，都可能会发生手被划破的事故。

处理方法：用干净的纱布按压伤口止血。止血后，用酒精由里向外消毒，敷上消毒纱布，用绷带包扎。如果是被玻璃器皿扎伤，应先用清水清理伤口，再用镊子清除碎玻璃片等，消毒后进行包扎。

(4)扭伤。

观察伤情：在运动时，四肢关节处容易发生扭伤，患处疼痛，运动时疼痛加剧，可出现肿胀或青紫淤血。

处理方法：迅速采用局部冷敷的方法，可以止痛防肿，不宜揉搓和活动伤处，一天后改用热敷。

(5)跌伤。

观察伤情：幼儿在奔跑、跳跃等户外活动和上下楼梯时都容易跌倒，也会因互相推拉、打闹等摔倒，出现破皮和淤血。幼儿跌伤后，除注意局部损伤情况外，还应注意其他部位及内脏有无损伤。

处理方法：如果没有破皮，迅速采用冷敷的方法，防止皮下继续出血，以达到消肿、止痛的目的。若伤口小而浅，只是一般浅表性破皮，可用生理盐水清洗伤口，然后贴创可贴；若伤口大而深，出血较多，要先止血，并立即送医院处理。如果跌倒后，出现意识丧失，几秒甚至十几秒后才有反应，需注意观察有无呕吐、嗜睡等脑震荡症状，同时送到医院检查处理。

2. 骨折

观察伤情：摔伤、跌伤等意外伤害易导致骨折。因学前儿童的骨骼含有机物多，骨柔韧性大,较多见青枝骨折(指骨骼折而不断),表现为剧烈疼痛,骨折肢体不能正常活动。

处理方法:注意观察受伤部位,不要牵拉或强行抱起幼儿。若幼儿不能站立行走,则应在固定骨折部位后,立即送医院救治。

3. 脱臼

观察伤情:幼儿的关节韧带松,如用力过猛,则可能造成关节面脱离原来的位置,以肩关节、肘关节脱位为常见。表现为功能丧失、局部疼痛。

处理方法:不要活动受伤的部位,迅速将伤者送往医院,让外科医生采用手法复位,教师切不可贸然试行复位。

4. 烧烫伤

观察伤情:Ⅰ度烧烫伤,仅伤及表皮层、局部红肿,无水疱,伴有灼痛感,3～5天自愈,不留瘢痕;浅Ⅱ度烧烫伤,伤及真皮浅层,创面肿胀发红,有水疱,有剧烈疼痛,2周可痊愈,遗留色素斑;深Ⅱ度烧烫伤,伤及真皮深层,水疱较小,创面浅红或红白相间,可见网状栓塞血管,疼痛较迟钝,3～4周痊愈,留下瘢痕;Ⅲ度烧烫伤,伤及皮肤全层,可累及肌肉、骨骼,皮肤坏死,创面蜡白或焦红,可见树枝状栓塞血管,皮肤痛觉消失,肉芽组织生长后留下瘢痕。

处理方法:切断热源,进行冷却处理。烫伤可用冷水冲洗或浸泡患处15～30分钟,直至皮肤离开水面不再疼痛为止。迅速去除被烫伤物浸透的衣物,最好用剪刀将衣服剪开,否则容易将皮肤撕脱。根据不同的伤情程度给予不同的处理。

Ⅰ度烧烫伤:可在局部涂抹烫伤药膏,3～5天可痊愈,不留瘢痕,有轻度色素沉着,可吸收。

浅Ⅱ度烧烫伤:尽量不要弄破水疱,以保证皮肤的完整性,防止感染。如水疱较大不易吸收,可用消毒水将水疱刺破将水放出,然后涂抹烫伤药膏。

深Ⅱ度和Ⅲ度烧烫伤:冷却处理后,用干净的毛巾、纱布覆盖创面,尽量不要弄破和挤压水疱,迅速送医院处理。

5. 动物咬伤

近年来,随着家庭宠物的增多,儿童被咬伤事件大幅度增多。动物咬伤主要包括被猫和狗咬伤、蛇咬伤、蜂蜇伤等。无论被哪类动物咬伤,都必须及时处理伤口,防止细菌感染。

(1)猫、狗咬伤处理方法。

①冲洗伤口。伤后立刻用大量清水冲洗,可用20%浓度的肥皂水反复清洗,最好用水龙头放水急冲,并用手挤压伤口周围将血挤出。

②消毒伤口。冲洗干净后,立刻用75%浓度的酒精或过氧化氢溶液对伤口进行消毒,再用碘伏消毒。

③送医院治疗。在伤口上覆盖干净的纱布,尽快送医院由医生进行处理和治疗。被狗或猫等动物咬伤或抓伤的时候,无论轻重,都要在24小时之内注射狂犬疫苗。如果伤口严重,还需要进行清创术,注射破伤风抗毒素。若被流浪狗、疯狗或高度怀疑带有狂犬病毒的狗咬伤,则必须注射免疫球蛋白来进行对抗。应注意的是,狂犬病毒在人体内潜伏时间较长,一旦引发狂犬病,后果极其严重。因此,无论猫、狗是否患有狂犬病,都必须按照上述方法处理,不可掉以轻心。

(2)毒蛇咬伤处理方法。

①绑扎伤肢。在咬伤体近心端5～10厘米处,用止血带或软布条等绑扎,以防毒液随血液循环而流向全身,但每隔15～20分钟要放松1～2分钟。

②用手挤压伤口周围,将毒液挤出。用盐水或温开水反复冲洗伤口,将伤口浅处的毒液冲走。

③以消毒刀片将伤口切开呈十字形,用吸乳器或拔火罐,吸出伤口内毒液。若用口吸,每吸一次后用清水或者1∶5000高锰酸钾溶液漱口(口腔黏膜破损时禁用)。

④立即内服和外敷蛇毒解药。速送医院进一步救治。

通常无法判断是被毒蛇还是无毒蛇咬伤,因此,一般均按上述方法处理。

(3)蜂蜇伤处理方法。

①蜜蜂蜇伤可用弱碱性溶液(如3%浓度的氨水、2%～3%浓度的碳酸氢钠、肥皂水等)外敷,以中和酸性毒素。黄蜂蜇伤则用弱酸性溶液(如醋、0.1%浓度的稀盐酸)中和。

②用针挑拨或纱布擦拭,取出蜂刺。局部症状较重者,可选用中草药外敷(如将大青叶和薄荷叶捣碎外敷)。

③如有全身症状(头晕、恶心、呕吐、休克、昏迷),需送医院治疗。

6. 鼻出血

观察伤情:鼻部外伤;挖鼻孔损伤了鼻黏膜;发热时鼻黏膜充血肿胀,血管脆性增加;鼻腔有异物等。

处理方法:安慰幼儿不要紧张,用口呼吸,头略低。捏住鼻翼5～10分钟,同时冷敷鼻部和前额。若无法止血或幼儿经常出鼻血,应去医院诊治。

流鼻血时,一般人都习惯于将头向后仰,鼻孔朝上,认为这样做可以有效止血,其实是错误的。正确的方法是:头部应该保持正常或稍向前倾的姿势,使已流出的血液向鼻孔外排出,以免血液留在鼻腔内干扰呼吸的气流。

7. 异物入体

(1)眼内异物。

观察伤情:小沙粒、小飞虫等入眼后,粘在结膜的表面或角膜上,也有的进入眼睑结膜囊内。

处理方法：异物粘在眼结膜表面和角膜时，教师应在清洁双手后，用干净柔软的手绢或棉签，轻轻拭去异物。若异物嵌入眼睑结膜囊内，则需要翻开眼皮将异物拭去。切不可揉搓眼睛，以免损伤角膜。

(2)咽部异物。

观察伤情：以鱼刺、骨头渣、糖块和枣核等较多见，异物卡在咽部，常引起吞咽疼痛、梗阻，不能进食。

处理方法：要仔细观察，了解情况，如能看见异物，可用镊子将卡在咽部的刺或异物取出。如看不见异物，用筷子或勺刺激幼儿咽部呕吐促使异物排出。不易取出的，应请医生处理。切忌采用喝醋或吞咽馒头、饭菜等方法强行咽下，这样会划伤食管，引起其他疾患。

(3)气管异物。

观察伤情：学前儿童气管异物多见花生、瓜子、豆子、果冻、玻璃球等，气管异物是儿童发生率高、危险性大的意外伤害，需要紧急处理。若异物体积大，将气管完全堵塞，在几分钟内即可使儿童窒息死亡。

处理方法：①手指扣咽喉法，此法适用于异物堵在咽喉附近；②手掌背击法，该方法适用于异物进入气管堵塞呼吸道；③腹部推压法，该方法适用于异物进入气管堵塞呼吸道。

(4)鼻腔异物。

观察伤情：幼儿因好奇、好玩，常无意中将小物件塞入鼻孔，如豆粒、果核、扣子等，造成鼻孔堵塞，影响呼吸的通畅，还会引发鼻部炎症。

处理方法：若一侧鼻孔异物，可让幼儿用手堵住无异物的一侧鼻孔，做擤鼻涕的动作，通过气流将异物排出；或用棉签刺激鼻黏膜而打喷嚏，将异物喷出。若以上方法无效，应尽快送医院处理。切不可擅自用镊子夹取，以免将异物捅向深处，甚至落入气管，发生意外。

8. 中暑

观察伤情：因烈日长时间照射或天气过于炎热而出现头疼、头晕、耳鸣、眼花、口渴等症状，甚至昏迷。

处理方法：将幼儿移至阴凉通风处，解开衣扣，让幼儿躺下休息。用凉毛巾冷敷头部，用扇子扇风，帮助散热。让幼儿喝些清凉饮料，或口服十滴水、人丹等。

注意：在炎热的夏季，幼儿户外活动的时间应避开早上10点半至下午2点半，这是因为此时的阳光正处于最灼热的阶段。炎热季节里，幼儿可在树荫或阴凉处游戏，避免被阳光直接照射，适当多喝水。

9. 急性中毒

学前儿童中毒可分为食物中毒、药物中毒等。一般都是因误食、误服有毒物质而发生中毒事件。

观察伤情:一般先出现恶心、呕吐、腹痛症状,有水样便或脓血便,继而体温升高,出现脱水、酸中毒症状,甚至休克、昏迷。

处理方法:迅速清除毒物,可采用催吐(用手指、勺等刺激咽部引起呕吐)、洗胃、导泻等方法;及时输液以防止脱水,保持体液酸碱平衡;将患儿立即送医院抢救,并收集剩余食物、患儿呕吐物和排泄物,及时送医院检查。

10. 溺水

观察伤情:水灌入呼吸道引起窒息是溺水致死的主要原因,溺水后平均5~6分钟,呼吸心跳完全停止。

处理方法:儿童溺水后,应利用现场一切条件,抓紧水上救护;溺水者上岸后,观察其一般状况,若溺水者意识清楚,语言表达流畅,仅为体内进水,倒水就可以了(倒水时,救护者取半跪姿势,让溺水者匍匐在救护者的膝盖上,使头部下垂,按压腹、背部,帮助溺水者将进入体内的水排出);若溺水者意识不清,口鼻内有淤泥杂草,则应迅速清除溺水者口鼻内的淤泥杂草,松解溺水者内衣、裤带、领口、袖口;若溺水者呼吸、心跳已停止,迅速施行人工呼吸和胸外心脏按压术。

(四)学前儿童常用的护理技术

1. 测体温

幼儿的体温比成人略高,正常体温为36℃~37.4℃。给幼儿测体温常用腋表,这样既安全又卫生。测体温前,先看体温计的读数是否超过35℃。如果超过35℃,可用一只手捏住远离水银球的一端,向下向外轻轻甩几下,使水银线降到"35"刻度以下即可使用。

测体温时应先擦去幼儿腋窝的汗,把体温计的水银球端放在腋窝中间,注意不要把表头伸到外面。让幼儿屈臂,教师扶着幼儿的胳膊以夹紧体温表,测5分钟取出。给幼儿测体温应在幼儿进食半小时以后,安静状态下进行。

现在很多幼儿园使用红外线耳温计,它的特点是只需1秒就可测量到正确体温。使用方法是:先打开耳温计盖,将耳背向后上方拉,将感温头轻轻插入耳道与之吻合,按下测量键1秒,听到"嘀"声后,表示测量完毕。将耳温计拿开,显示屏上即显示测得的温度。

2. 物理降温法

物理降温法一般有冷敷法和酒精擦拭法两种。冷敷法一般适用于降温退热或收缩毛孔,减轻局部充血;酒精擦拭法适用于高热、中暑降温。

(1)冷敷法。

①湿冷敷法。

物品准备:小毛巾、冰水或冷水、盆。

冷敷位置:前额、腋窝、肘窝、腹股沟等等。

方法:将小毛巾折叠,放在冰水或冷水中浸湿,拧成半干(以不滴水为宜),敷盖于身体上。一般3～5分钟更换一次,持续15～20分钟。

②冰袋法。

物品准备:冰块、盆、冷敷袋或冰袋。

冷敷位置:前额或体表大血管处,如颈部两侧、腋下、腹股沟等处。

方法:将冰块砸小,用冷水冲溶冰块棱角。将冰块放入冰袋,加少许冷水。将冰袋平放于桌上,一手提高冰袋口,另一手轻压袋身,以排出袋内空气,将盖拧紧、擦干,外用毛巾或布套包裹,放在冷敷部位。

(2)酒精擦拭法。

物品准备:70%浓度的酒精。

方法:将70%浓度的酒精加一倍水后,擦拭腋下、肘部、颈部等处。

注意事项:在物理降温时,若幼儿发生寒战、面色发灰,则应停止冷敷。

3. 止血

幼儿因切割、碰撞等出血,如果出血速度很快,必须赶紧止血。

如果是表浅的划伤和擦伤,则应用碘伏消毒,再贴上创可贴或扎上绷带。绷带的压力通常能促使血液在伤口处凝固。

如果出血较多或伤口较深,则应用无菌绷带或干净的衣服牢牢地压迫伤口。伤口在腿上或手上,要抬起受伤肢体,使伤口位置高于心脏。如果出血不止,则应采取压迫供应出血区域组织的动脉来止血。一旦血止住,要进行常规消毒、清洗伤口,以防感染,用无菌绷带包扎伤口。

包扎急救物品包括:消毒纱垫、绷带和三角巾、医用胶布、创可贴、消毒棉球或棉签、抗生素软膏、剪子和镊子、碘伏和75%浓度的酒精等。

在带班的时候,幼儿在户外活动中发生骨折,你应该如何处理?如何与家长沟通?如何向园长反映情况?

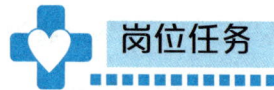

1. 模拟对几种异物入体情况的处理。

2. 加强对学前儿童常见意外伤害的急救练习。

主题8　托幼园所卫生保健制度及环境卫生

 主题导读

环境是重要的教育资源,托幼园所应通过环境的创设和利用,有效地促进学前儿童的发展。通过本主题的学习,学生应对托幼园所卫生保健的要求及基本设施有初步了解,熟悉托幼园所各项卫生保健制度,并对托幼园所场地、房舍以及常用设备的卫生要求进行学习,学会创设符合学前儿童身心发展特点,使学前儿童能够安全、健康、愉快地生活、游戏、学习的环境。

通过本主题的学习,你能够

1. 了解托幼园所的卫生保健的要求;
2. 基本掌握托幼园所各项卫生保健制度;
3. 初步掌握托幼园所常用设备的卫生要求;
4. 增强维护学前儿童健康的责任意识。

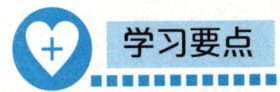 学习要点

托幼园所卫生保健制度及环境卫生 { 托幼园所的卫生保健制度 { 托幼园所卫生保健的要求 / 托幼园所的卫生保健制度 } 托幼园所的环境卫生 { 托幼园所的物质环境卫生 / 托幼园所的精神环境卫生 } }

 课前设疑自探

什么是卫生保健制度?
建立卫生保健制度的意义在哪里?

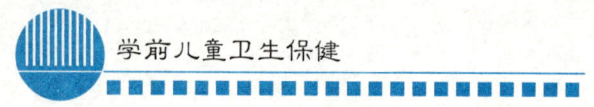

探寻一　托幼园所的卫生保健制度

　　王老师自从幼儿师范毕业后，一直勤勤恳恳做了十几年的学前儿童教师，在班级管理和学前儿童教育方面工作成绩出色，即将被正式聘为园长。王老师感到既兴奋又紧张。兴奋的是，这毕竟是自己职业生涯中的一大跨越；紧张的是，自己是学前教育专业毕业的，虽然对于如何教育和管理学前儿童比较在行，但是现在要自己全面负责园所的工作，尤其是卫生保健这一块，感到压力很大。

　　近几年，无论是政府、社会还是家长，对托幼园所的卫生保健工作要求越来越高。那么，究竟应该从哪几个方面把园所的卫生保健工作管理得更好、更规范？如何为社会和家长提供更优质的保教服务？

一、托幼园所卫生保健的要求

托幼园所环境创设及卫生要求应严格执行国家各项规定，具体参照《托儿所幼儿园卫生保健管理办法》《托儿所幼儿园卫生保健工作规范》。

（一）设立保健室、隔离室

1. 保健室

为了方便学前儿童园所开展卫生保健工作，园所应设保健室一间，使用面积可根据园所规模大小确定，一般保健室面积不少于12平方米。

保健室应设有儿童观察床、桌椅、药品柜、资料柜、流动水等设施，还应配备儿童杠杆式体重秤、身高计、国际标准视力表或标准对数视力表灯箱、体围测量软尺等设备，以及消毒剂、紫外线消毒灯或其他消毒装置。

2. 隔离室

隔离室用于传染病患儿的隔离、临时观察及治疗，其使用面积可小于保健室，可设有1～3个床位，并配有专用的盥洗设备和独立的卫生间。

(二)配备卫生保健人员

托幼园所的法定代表人或者负责人是本机构卫生保健工作的第一责任人。卫生保健人员在上岗前应当接受当地妇幼保健机构组织的卫生保健专业知识培训并考核合格。

托幼园所应根据预招收儿童的数量,按照每收托150名儿童至少设1名专职卫生保健人员的比例,配备卫生保健人员。

(三)建立卫生保健制度

托幼园所各项卫生保健制度是否健全,是衡量托幼园所卫生保健工作好坏的重要依据,也是防止和控制各种传染病在托幼园所中发生和流行,保证学前儿童健康成长的必要条件。托幼园所保教工作人员应树立保健意识,在工作中严格执行卫生保健制度。

二、托幼园所的各项卫生保健制度

(一)卫生消毒制度

卫生消毒工作是学前儿童园所预防疾病的重点工作之一,建立卫生消毒制度是切断传染途径的重要措施,做好卫生消毒工作可以有效地杜绝疾病的传播。

1. 物理消毒法

物理消毒法主要包括机械消毒、煮沸消毒、蒸汽消毒、日晒消毒等方法。

机械消毒:如刷洗、冲洗等。该方法操作简便,使用广泛。

煮沸消毒:利用高温将物品中的致病微生物杀灭。该方法是将需要消毒的物品全部浸入水中,煮沸15分钟以上。该方法主要用于各种耐热和不怕水的餐具、器械、衣物等物品的消毒。

蒸汽消毒:利用蒸汽将物品中的致病微生物杀灭。该方法主要用于毛巾、尿布、衣物、餐具等物品的消毒。

日晒消毒:利用日光中紫外线的作用杀灭附在物品表面上的致病微生物。该方法是将需要消毒的物品持续暴晒3~6小时。该方法主要用于衣服、被褥、图书、玩具等物品的消毒。

2. 化学消毒法

化学消毒法是指利用化学药品进行消毒的一种方法。托幼园所常用的清洁剂包括70%浓度的酒精、84消毒液、肥皂水、洗涤剂等。

消毒剂最好是液体状态或者溶于水的,以便于与致病微生物迅速接触,起到消毒的作用。使用消毒剂时,应严格掌握消毒剂的有效浓度和浸泡时间。物品在浸泡前通常要先洗刷干净,再全部浸泡在消毒液中进行消毒。

3. 托幼园所的消毒

制定托幼园所消毒制度,应严格执行、规范操作、专人负责,负责人员应掌握消毒用品的规范使用方法。

(1)餐具消毒:儿童的餐具用完后及时洗净,每日消毒一次。一般常用方法是煮沸,注意在发生菌痢或肝炎时,应适当延长煮沸时间,也可以使用消毒柜消毒。消毒后的餐具要注意保持清洁。饭桌在用餐前后均应擦洗干净。抹布必须专用,每次用后要洗净,再用开水烫。

(2)水果消毒:瓜果在食用前先用清水洗净或用消毒剂浸泡后冲洗干净,然后去皮。

(3)被褥、衣物消毒:儿童的被褥、衣物要勤洗勤换,并经常放置在阳光下曝晒,至少每月进行两次。必要时将衣物等煮沸或用消毒剂消毒。

(4)玩具、图书消毒:玩具应保持清洁并定期进行消毒,可用阳光曝晒、消毒剂浸泡、洗涤等方法。儿童读物要定期放在阳光下翻晒消毒。破旧读物不宜再使用。

(5)空气消毒:除经常通风换气,保持儿童活动室、卧室等空气新鲜外,在必要时可采用食醋熏蒸或用紫外线灯照射等方法进行空气消毒。

(二)隔离制度

1. 对患儿应及时进行隔离

当发现学前儿童患传染病后,应立即将患儿进行隔离,并视传染病的种类及病情,确定留园隔离治疗或送回家中隔离治疗或送医院隔离治疗。对患有不同传染病的学前儿童应分别隔离,以防交叉传染。

患儿班级的各种物品应进行严格、彻底的消毒。

被隔离的患儿应使用自己的餐具、盥洗用具以及专用的便盆等,医务保健人员应对患儿使用过的物品和排泄物及时或定时进行消毒。在此期间,应委派专人对患儿进行细心的照顾和护理。患儿待隔离期满痊愈后,经医生证明方能回园所和班级。

2. 对接触班的隔离

将急性传染病患儿所在的班和其他班隔离开。要对接触班的各种用品进行严格、彻底的消毒。检疫期满后,无症状者方可解除隔离。

3. 对可疑患儿的隔离

对可疑患传染病的儿童也要隔离,但应与已确诊患儿分开,检疫期满后无症状者方可解除隔离。

4. 对学前儿童离园返回时的观察与检疫

学前儿童离园一个月以上或到外地(离开本市)返回时,医务保健人员应向家长询问学前儿童有无传染病接触史,并要经过医务人员必要的健康检查。未接触传染病的学前儿童,要观察两周;有传染病接触史的学前儿童,待检疫期满后方可回园。

(三)预防接种制度

学前儿童进入托幼园所以后,预防接种的任务应该由托幼园所承担起来。托幼园所应配合卫生防疫部门,做好预防接种的登记工作。

做好预防接种前的通知工作,预先通知家长学前儿童预防接种的时间、接种疫苗的种类以及注意事项。

做好预防接种过程中的登记、检查工作以及接种后的观察工作。

做好预防接种的补种工作。

(四)安全制度

在各项活动中,保教人员要关注儿童的活动情况,随时消除不安全因素。

要注意房屋、场地、家具、玩具、用具使用的安全,避免触电、砸伤、摔伤、烫(烧)伤等事故的发生。

药物必须妥善保管,吃药时要仔细核对,剧毒药品要有专人管理,并严禁放在班内。药物管理和服用应由保健老师负责。

建立健全儿童接送制度,确保儿童在接送过程中的人身安全。

为确保托幼园所的秩序安全,必须严格把好门卫关,无关人员一律不得进入园所。门卫人员必须严格禁止学前儿童单独离园,以防止学前儿童丢失。

(五)环境卫生制度

1. 室内

每天于儿童入园前做好室内的清洁卫生工作。为避免尘土飞扬,应采用湿式打扫法。应经常开窗通风,保持室内空气新鲜,阳光充足。

2. 室外

要定期进行室外的清洁卫生工作。做到环境整洁无污染,地面平整,无碎砖石,活动场地不堆放杂物,垃圾箱要远离活动场所并加盖。随季节的变化,有计划地做好园内的绿化。

3. 卫生间

卫生间要清洁通风,定时打扫并消毒。

4. 玩教具

玩教具要保持清洁,定期消毒、清洗。学前儿童桌椅高度应符合要求。

5. 绿化

要有计划地做好绿化工作，以净化空气、美化环境、陶冶情操为宗旨，促进幼儿身心健康发展。

（六）卫生保健登记、统计制度

要建立健全登记、统计制度。托幼园所记录一般有以下几种表：出勤记录表、传染病登记表、疾病登记表、晨检记录表、预防接种记录表、体格检查记录表等。卫生统计要求做好体格发育评价、膳食评价、出勤率统计等。

探索托幼园所不同岗位在卫生保健制度中的职责与履行方式。

结合见习安排对托幼园所的环境进行观摩，熟悉托幼园所的保健室、隔离室、活动室、寝室、卫生间、厨房的设备及卫生要求。

探寻二 托幼园所的环境卫生

你见过的托幼园所一般建在怎样的环境中？
你知道的托幼园所有哪些常用设备？

淘淘的妈妈最近很难过，因为淘淘在去幼儿园的第4天就发生了意外。午睡期间，淘淘想去小便，值班老师便带着淘淘去了厕所。淘淘小便完后，老师自己也想小便，就让淘淘一个人出去等待。可是由于幼儿园厕所的地毯翘起了一个角，淘淘被绊倒了，头磕到了小便槽的边缘。淘淘在医院缝了6针，伤口长达3.5厘米。如今，淘淘的伤口已经好了，但是淘淘因此受到了较大惊吓，不敢打针，更不肯去幼儿园了。

幼儿园在采购物品时应该注意哪些要求？幼儿园的设备又该有哪些卫生要求？

一、托幼园所的物质环境卫生

（一）托幼园所的园址选择

1. 地质条件良好，基础设施完善

托幼园所应选择建在地质条件较好、场地平整、交通方便、排水通畅、基础设施完善、环境舒适符合卫生和环保要求的地段。

2. 周边交通便利，便于家长接送

托幼园所地址宜选择在居民区适中的位置，周围交通便利，以便于家长接送。

3. 远离安全隐患，确保环境安静

托幼园所严禁建于有各种地质灾害发生可能性的地带；园内严禁有高压输电线及架空燃气管道穿过；严禁与有污染的建筑物及场所毗邻；不与生产经营贮藏有毒有害危

险品、易燃易爆物品等危及学前儿童安全的场所毗邻。

(二)托幼园所室外布局卫生

幼托机构用地主要由园舍建筑用地、室外游戏场地和绿化用地等部分组成。设计布局应合理,功能分区应明确。

1. 园舍建筑

园舍建筑由生活用房、供应用房和服务用房等部分组成。各用房占地面积应符合国家规定的相关标准。

生活用房是幼儿园建筑的主要部分,是学前儿童一日活动的主要场所,由学前儿童生活单元和若干公共活动用房组成。学前儿童生活单元应设置活动室、卧室、卫生间、盥洗室等基本房间,其中活动室应与卧室合并设置。

供应用房是保障幼儿园人员餐饮、生活后勤服务等使用的房间,包括厨房、消毒室、洗衣间、烧水间、库房、变电所等房间。

服务用房是对外联系,对内为学前儿童的保健和教育服务的房间,包括医务保健室、隔离室、晨检室、警卫室、储藏室、园长室、财务室、教师办公室、会议室、教具制作室等房间。

各类用房应分区明确,相对集中,方便使用,避免相互交叉干扰。

2. 室外游戏场地

室外游戏场地应设置分班游戏场地和共用游戏场地,供学前儿童进行日常户外活动或节假日的大型集体活动。分班游戏场地面积不应小于 60 平方米,各班游戏场地之间应有分隔措施,以防止园内流行传染病。全园共用的室外游戏场地,应配备有大型游戏器具、30 米直跑道、沙坑、洗手池和贮水深度不超过 0.3 米的戏水池等,以便学前儿童进行体育活动、户外活动及休息。最小面积应为 S(平方米)＝180＋20×(班级数－1)。

3. 绿化用地

园所绿化环境需符合学前儿童身心发展特点。托幼园所的绿化率应不低于 30％,软质地平面积应大于 70％。严禁种植有毒有刺的植物,严禁使用带有尖状突出物的围栏。

(三)托幼园所室内卫生要求

1. 活动室

活动室是供学前儿童进行各种室内活动的多功能场所,可以进行各种教育活动和生活活动。

活动室应有最好的朝向,每天一早打开窗户,保持室内空气流通。每天应用抹布擦拭区角柜、玩具柜、电视机、书架、水杯架等,保持清洁卫生。地面应无垃圾和积水,桌椅玩具应清洁、整齐。引导学前儿童保持室内环境整洁,不随地乱扔垃圾。为保证学前儿童学习生活活动的有效开展,活动室必须有足够的面积,应不小于50平方米,室内的净高不低于2.8米。

2. 卧室

卧室是学前儿童睡眠休息的场所,学前儿童的睡眠质量受卫生条件的影响。卧室附近应有厕所配置,卧室应设置于活动室附近。卧室地面宜铺设有弹性的木地板。卧室应保证有良好的采暖、光照和通风,应有窗帘等遮光设施。为避免学前儿童床铺接触紧密,减少飞沫感染,便于学前儿童行走和保教人员护理,床头间距应为0.5米,床与床间距应为0.9米,床与墙距离不小于0.6米。

3. 卫生间

幼儿园要为学前儿童创设干净整洁、舒适防滑的如厕环境。卫生间宜分间或分隔设置,以方便学前儿童使用。中班、大班男女学前儿童厕所应分开设置。卫生间每班1间,内设厕所、盥洗池、洗浴池等设施,大便器宜采用蹲式便器,大便器或便槽均应设隔间,隔间内设学前儿童扶手。

卫生间最小使用面积应不低于15平方米,卫生间应有良好的采光和通风,无外窗的卫生间应设置防止回流的机械通风设施。

4. 医务保健室和隔离室

为便于保健老师开展园内的卫生保健工作,幼儿园应设医务保健室一间,其使用面积按园规模大小确定,一般为14~18平方米,医务保健室内应有盥洗设备和简单的医疗器械及常用药品。医务保健室和隔离室的配置应当符合医疗机构规定的基本标准,并取得卫生行政部门颁发的《医疗机构执业许可证》。

5. 厨房

厨房的位置既要考虑送饭方便,又要与学前儿童生活用房有一定距离,避免产生干扰和污染。厨房要有专人管理,物品要摆放整齐,保持干净、整洁。厨房内应设置各种烹饪设备,如洗切食物、贮存食物、洗刷食具以及对食具进行消毒和保洁的设备,还应有防鼠、灭蝇、灭蟑螂的设备和防尘设施等。

6. 其他配套设施

(1)门。

活动室、卧室、多功能厅等房间应设双扇平开门,严寒、寒冷地区建筑的外门应设门斗。不应设门槛,禁止设置转门、弹簧门、推拉门和玻璃门,不宜设置金属门。

出入口的门在距离地面1.2米以内不应装易碎玻璃;门的双面均应平滑,无棱角;门上应加设学前儿童专用拉手,应设观察窗,门缝处应设防挤手措施。

(2)窗。

活动室、多功能厅的窗台距地面高度不宜高于0.6米,并应采取相应的防护措施。各活动室距地面高1.3米内,不应设平开窗扇,所有外窗开启窗均应设纱窗。

卧室窗比较特殊,学前儿童床可能会靠近窗下,为了防止学前儿童在床上爬高,窗的下部只能做固定扇,否则需设加护栏。

(3)楼梯、栏杆、扶手。

楼梯除设成人扶手外,还应设学前儿童扶手,高度不应大于0.6米。楼梯栏杆应采取不易攀登的构造,若采用垂直杆件做栏杆,必须采取安全措施。

楼梯踏步的高度不应大于0.15米,宽度不应小于0.26米。

(4)走廊和通道。

建筑走廊宽度应符合国家有关建筑规定。建筑走廊,尤其是学前儿童用房的走廊应确保安全畅通;学前儿童经常出入口和安全疏散通道不应设台阶。如有高差,应设置防滑坡道。

(四)托幼园所设备卫生要求

1. 桌椅

桌椅的主要卫生要求有:适合儿童的身材,有利于形成良好的坐姿,减少疲劳,不妨碍儿童正常生长发育。学前儿童正处于身体骨骼发育的关键时期,符合卫生学要求的桌椅有助于学前儿童保持良好的坐姿,不易疲劳,防止脊柱弯曲,保护视力。

(1)桌椅的材质。

材质主要有木质和塑料两种,桌椅颜色宜偏浅淡、色调柔和。儿童桌椅的外表和儿童手指可触及的隐蔽处,均不得有锐利的棱角、毛刺以及小五金部件露出的锐利尖端。儿童桌椅的涂层、漆膜等材料应符合《国家玩具安全技术规范》的相关规定。

(2)桌椅的规格尺寸。

儿童桌椅的尺寸规格应根据学前儿童身体各部分结构比例制作。

主要的尺寸指标有桌高、桌面宽度和深度、椅面高、椅面宽度和有效深度、桌椅高差、桌下净空等。

(3)桌椅的消毒与安全。

保教人员每天来园后要清洁、消毒桌子,用清水擦拭桌面、四边,擦桌子时应适度用力,有序地来回擦拭。每周要擦拭椅子,先擦椅面、棱角、椅背,再擦椅脚、横杆。桌椅要无尘垢、无积灰。

餐前20分钟要消毒桌面。先用干净的湿毛巾擦净桌面,再把消毒毛巾在消毒液里搓洗几次,擦拭消毒桌子,保持20分钟,直至桌子自然干燥。如果桌子无法在短时间内自然干燥,则采用蒸汽消毒巾从上到下、从左到右有力度地擦干桌面,消毒巾翻面后擦桌子四周边角。

2. 床

床的大小应适应学前儿童的要求,床长应为学前儿童的身长加 15～25 厘米,一般为 150 厘米左右;床宽应为学前儿童肩宽的 2～2.5 倍,一般为 70 厘米;床的高度一般为 30～40 厘米,便于学前儿童上下床和养成收拾床铺的良好习惯。为了学前儿童的安全,床四周应有栏杆。

床必须坚固、稳定,便于清洁。床的通气性和床垫的软硬度适宜,以有利于学前儿童脊柱的正常发育。床间距不应太小,要留出通路,一般为 90 厘米左右,便于保教人员巡视和照顾学前儿童。床头间应留有 50 厘米的距离,以防传染疾病。

3. 橱柜

托幼园所内可设有多种橱柜,如玩具柜、教具柜、餐具柜和被褥柜等。但为了给学前儿童留有更大的活动空间,避免学前儿童在活动时发生碰撞,活动室内的橱柜不宜设置过多。

橱柜的高度应相当于学前儿童的平均身高,一般为 100～115 厘米;柜内隔板的宽度相当于学前儿童的前臂加手长,一般为 30～35 厘米(放置被褥等大件物品的橱柜可适当加深)。

为了日常打扫的方便和避免橱柜底下积灰尘,橱柜可设置成落地式,既稳定又安全。橱柜里外应经常打扫,定期曝晒,防止蛀虫。各种橱柜在设计和制作时应注意避免出现可能伤害学前儿童的棱角,橱柜门上的拉手也应注意安全。

4. 餐饮具

学前儿童的餐饮具主要有碗、筷、匙、碟及饮水杯等,应选用坚固、容易清洗和消毒、不起化学反应的材质。筷子最好是圆柱形的,长 20～25 厘米,最好是竹木制品,不涂漆。中班和大班学前儿童要学会使用筷子,有利于锻炼手部肌肉和手眼协调能力。

喝水杯尽量选用钢化玻璃杯和不锈钢杯,各班应设专门存放水杯的柜子,每人一格。为了便于辨认,可在杯上贴上名字或小图片。存放时应注意卫生,杯口朝上,以免污染。

5. 洗漱用具

学前儿童常用的盥洗用具有肥皂、毛巾、牙刷、牙膏、手纸等,除肥皂外,其他所有盥洗用具都要专人专用。

毛巾应质地柔软,不宜太大、太厚,方便学前儿童自己使用。毛巾应经常在日光下曝晒或消毒。

肥皂应选用刺激性小的儿童专用肥皂。药皂有消毒作用,可用于洗手;香皂含碱很少,多属中性,适合洗脸。

手纸要选择柔软的,教师或保育员要教会学前儿童便后正确使用手纸的方法。

(五)托幼园所玩教具卫生要求

1. 玩具

(1)玩具的配置及管理。

①托幼园所应根据学前儿童的身心发展特点和不同需求,为各班活动室配备数量较充足、种类较齐全的玩具材料。玩具适合学前儿童的年龄特点,是发挥玩具价值的重要保证。如小班的游戏材料积木、积塑等的体积应较大,同类材料数量要多,以利于学前儿童能够充分操作;中大班的玩具应较复杂多样,以便激发学前儿童在游戏中探索学习。

②选择玩具时要充分考虑玩具的教育价值,要以学前儿童的需求为主要出发点。玩具应能引发儿童产生良好的情绪,促进学前儿童的认知体验。选择玩具时,不宜单纯追求精致、豪华,不能选择易对学前儿童身心产生伤害的玩具,不能选择易传染疾病的喇叭、口琴、哨子等直接用嘴吹的玩具。

③科学合理地储藏管理玩具。在玩具的储藏及管理过程中,要本着最大限度地提高玩具使用效率,发挥玩具教育价值,方便取放及安全使用的原则。各类玩具材料应分门别类地摆放在敞开的玩具架上,让学前儿童看得见、拿得到,便于选取使用和收放整理。

(2)玩具的材质、颜色、大小、轻重。

①玩具材料一般包括木材、塑料、橡胶、纸、棉布、皮革等材质。材质应便于清洗消毒,且不易污染,轻巧安全。

②玩具的大小、轻重应适合学前儿童生长发育特点。不宜选择过小的玩具或有过小零件的玩具,以防止细小物件误入学前儿童口中。玩具也不宜过大过重,以免造成砸伤或在取放过程中伤害学前儿童的手腕。

(3)玩具的消毒及安全。

①玩具应实行经常性的消毒,可以用温水和肥皂清洗,或使用消毒液清洗,也可以根据玩具材料的性质采用蒸煮或日光曝晒等方法进行消毒。托幼园所新添置的玩具只有经过消毒处理后方可使用。学前儿童玩过玩具后,要及时洗手。

②要指导学前儿童正确使用玩具,培养学前儿童爱护玩具、保持玩具清洁的良好习惯。对于已损坏的玩具,应及时修复;对于过分陈旧、无法修复的玩具,应报废处理。托幼园所应为学前儿童提供安全无害的玩具。

2. 教具

托幼园所为学前儿童学习提供的白板、图书、图片、画报、铅笔、纸张以及绘画材料等教具,应符合相关卫生要求,应有利于学前儿童的身心发育。

学前儿童园白板应由耐磨材料制成,平坦,无炫光,容易擦拭,书写时不产生噪声。

托幼园所提供的图书、图片、画报等印刷品要适合学前儿童的生理特点,要能保护学前儿童的视力。文字、画面清晰,字体大小适宜,色调柔和,色彩协调,避免对学前儿童的视觉造成过度刺激,引起视觉疲劳。同时,图书容易磨损和受污染,要及时修补、定期消毒,将图书放在太阳下翻晒。过于破旧和脏污的图书不宜继续使用。

学前儿童使用的铅笔、蜡笔、水彩笔、油画棒和绘图颜料等应不含有毒成分。

学前儿童的背包不宜选择单肩包,长期使用单肩包会导致学前儿童单侧背部肌肉过度紧张和痉挛,引发脊柱侧弯。学前儿童选择双肩包最为适宜。

(六)托幼园所体育用具卫生要求

托幼园所体育设备大多为平衡设备、攀登设备、跳跃设备及投掷设备。学前儿童体育用具按运动的性能可分为摆动类、攀登类、旋转类、滑引类和颠簸类五种。大、中型体育器械包括滑梯、攀登架、秋千、荡船、摇马、平衡木等;小型体育用具包括木马、皮球、沙包、呼啦圈、哑铃等。体育用具要符合学前儿童的身心特点,以促进学前儿童身体素质的发展,提高学前儿童动作的平衡性、协调性及灵敏性。

各种体育器械要坚固、耐用、平滑、安全;体育用具要简单、轻巧、美观并容易修理和保养。体育用具要有专人定期检修,尤其是关键部位,以加强安全和清洁管理。当发现体育器械有破损、脱落、生锈等现象时,应立即停止使用,并及时处理。在学前儿童每次使用体育用具之前,要仔细检查;在儿童进行体育活动时,保教人员应加强指导,防止意外事故的发生。

二、托幼园所的精神环境卫生

托幼园所环境按照性质可分为物质环境和精神环境。精神环境包括托幼园所的人际关系,学前儿童学习、活动及生活的气氛等。精神环境会对学前儿童的身心发展产生潜移默化的影响。创设符合学前儿童身心成长特点及具有托幼园所教育特色的精神环境是非常重要的。因此,必须做好以下工作。

(一)建立良好的师幼关系

良好的师幼关系对学前儿童的身心发展具有极其重要的意义。教师要树立以人为本的教育理念,尊重幼儿,爱护幼儿,要有强烈的责任心和高尚的职业道德。教师要在工作中积极主动与学前儿童交往,尊重满足学前儿童的合理需要,平等对待儿童。

（二）良好的同伴关系

良好的同伴关系是学前儿童健康发展的重要因素，主要表现为学前儿童在与同伴交往中受欢迎、受接纳、受帮助。良好的同伴关系能帮助学前儿童建立良好的情绪体验，会直接影响学前儿童的行为表现。教师要善于利用集体活动的机会，帮助学前儿童建立良好的同伴关系。在集体活动中，教师要观察每个学前儿童与其他同伴之间的关系，鼓励有自信心的、善于与人交往的学前儿童与退缩的或过分孤僻的学前儿童交朋友。当发现某些学前儿童不能很好地与人相处时，要找出其中的原因并给予帮助。

（三）和谐的家幼关系

托幼园所必须与家庭建立紧密的联系，只有家园同步、家园合作，才能为学前儿童营造良好的精神环境。

教师要积极利用家长接送孩子的时间，通过交谈，了解学前儿童在家中的情况，积极主动地与家长探讨育儿方法。托幼园所还可以开办家长学校，把园所的教育特色、教育理念传递给家长，让家长在教育学前儿童的同时配合园所的教育工作，取得家园教育的一致性。

《幼儿园教育指导纲要（试行）》第三部分"组织与实施"中第八条明确指出，"环境是重要的教育资源，应通过环境的创设和利用，有效地促进幼儿的发展"。物质环境如同硬件，精神环境如同软件，而软件的建设重于一切，这是因为教育是塑造人的灵魂的工作。因此，保教工作者要为学前儿童创设良好的园内环境，就要硬件、软件一同抓，唯有如此，才能充分发挥环境的教育功能，有效促进幼儿的全面发展。

概述托幼园所的物质环境和精神环境卫生对学前儿童健康发展的重要意义。

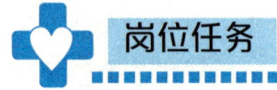

调查附近一所托幼园所的房屋建筑和设备的卫生状况，分析可能存在的问题，并提出改进建议。